KB040467

누구나 알지만 아무도 모르는 소식의 과학

누구나 알지만
아무도 모르는
소식의 과학

늙지 않고, 살찌지 않고,
병 걸리지 않는 식습관

정재훈 지음

동아시아

첫 책 『생각하는 식탁』을 쓰고 9년이 지났다. '무엇을, 어떻게 먹을 것인가'라는 질문에 대해 내가 책에서 내놓은 답은 무엇을 먹느냐가 생각만큼 중요하지 않다는 것이었다. 어떻게 먹느냐가 더 중요하다. '어떻게'의 답은 얼마나 먹느냐에 있다. 음식을 먹을 때 중요한 것은 질보다 양이다. 그렇다면 얼마나 먹는 게 좋은가? 적게 먹어야 한다. 강연에서 이렇게 말하면 대체로 청중의 반응은 수긍하는 쪽이다. 소식이 유익하다는 것은 다들 알고 있다. 하지만 왜 적게 먹어야 하는가? 소식에는 실제로 과학적 근거가 있을까? 내가 이 질문에 관심을 갖게 된 건 알비제 코르나로Alvise Cornaro라는 흥미진진한 이탈리아인의 이야기를 알게 되면서부터이다.

르네상스 시대 베니스에서 부와 명성을 쌓은 코르나로는 소식의 효과를 직접 경험하고 자신의 건강 비결에 대한 책을 썼다. 나도 이 책을 쓰면서 9kg을 감량했다. 근육량은 조금 증가했고 체지방률은 5% 이상 줄었다. 6개월 동안 소식을 하면서 그동안 내가 실제 필요한 것보다 훨씬 많이 먹고 있었다는 사실을 깨달았다. 소식에 적응하고 운동량을 늘리면서 무기력하던 몸이 다시 살아나는 듯한 느낌이 들었다. 마치 코르나로가 그랬던 것처럼 말이다. 물론 이런 체험담만으로는 부족하다. 실제로 소식이 효과적인지 알 수 있으려면 다수의 사람을 대상으로 한 연구 결과가 필요하다. 그런데 바로 지금 그런 과학적 지식과 발견이 이어지고 있다. 열량 제한의 효과를 흉내 낸 약을 통해 우리 몸이 어떻게 작동하는지 알 수 있게 된 것이다. 소식이란 우리 몸에 어떤 의미이며, 인체는 소식에 어떻게 반응하는가?

1장은 500여 년 전 소식으로 불멸을 꿈꿨던 알비제 코르나로의 이야기로 시작한다. 소식의 선구자였던 코르나로와 그의 저작을 계기로 많은 연구자들이 소식에 관심을 가져왔다. 당연한 일이다. 건강한 삶과 수명 연장은 모든 사람들이 바라 마지않는 일이니까. 그러나 실제로 소식이 인간의 신체에 미치는 영향에 대해 정확히 알아내는 것은 여러 가지 이유로 인해서 무리가 따른다. 대신에 연구자들은 2~3장에서 이야기하는 것처럼, SGLT2 억제제, 메트포르민 등 소식의 효과를 흉내 낼 수 있는 약을 통해 소식의 효과를 간접적으로 알아볼 수 있었다. 4장에서는 지금 미국에서 여러 셀럽의 선택을 받으면서 다이어트 신약으로 각광받고 있는 약물을 소개하며 이 탁월한 효과를 불러일으키는 약물의 기전을 설명한다. 책에서 소개한 어떤 약이든, 건강과 수명 연장을 위한 도구로 사용하기에는 아직 과학적 근거가 부족하다. 그렇다고 지금 아무것도 할 수 없는 것은 아니다. 근본적으로 이들 약물은 '소식의 효과'를 비교적 간편하게 흉내 낼 수 있는 약물이고, 우리가 원하는 건강과 장수하는 삶은 식습관과 생활습관을 바꾸는 것으로 충분히 실현할 수 있다.

5장과 6장에서는 우리가 건강하게 오래 살기 위해서는 어떻게 먹고 어떻게 살아야 하는지를 최신 연구 결과를 바탕으로 간결하게 설명한다. 사람은 이유를 알고 나서야 비로소 행동한다. 적게 먹는다는 게 우리 몸에 어떤 의미인지, 적당한 운동이란 어느 정도를 말하는지 제대로 알고 나면 우리의 행동도 변화할 수밖에 없다. 적게 먹을 때는 영양학적 지식이 더 중요하다.

우리가 먹고 마시는 일은 개인의 건강을 넘어 환경에도 영향을 미친다. 소식은 단순히 나 개인의 건강만이 아니라 지구를 살리는 최적의 선택이기도 하다. 적은 양의 음식을 아끼면서 먹는다는 건 먹는 즐거움을 최대한 누리면서 식사의 진정한 의미를 찾는 일이다. 이 책을 읽은 독자들이 모두 간단히 할 수 있는 소식을 시작함으로써 자신의 삶과 우리 모두의 지구를 함께 가꿔나가는 생활방식에 동참하기를 기대한다.

1장

불멸의 선구자,
알비제 코르나로

"이 아기는 142세까지 살 수 있을지도 모른다."

2015년 3월 2일 자 《타임Time》 특별호 표지에, 눈을 동그랗게 뜬 귀여운 아기의 사진과 함께 실린 문구이다. 이 특별호에는 라파마이신rapamycin이라는 약물을 투여한 수명연장 실험에 대한 내용이 실렸다. 아직까지 142세까지 살아남은 사람은 없고, 해당 연구도 계속 진행 중이지만 '장수'에 대한 사람들의 열망이 오래전부터 이어져 온 것임은 분명하다.

내가 앞에서 짧게 언급한 알비제 코르나로라고 하는 인물 또한 '장수'를 목표로 하고, '장수의 요령'을 다른 사람에게 퍼뜨리고자 했던 사람으로, 소식에 대한, 그리고 소식의 과학에 대한 논의에서 결코 빼놓을 수 없는 인물이다. 혹자에 의하면 알비제 코르나로는 아직 과학과 의학이 채 발달하지 않은 16세기라는 먼 옛날에 100

세까지 살았다고 한다. 그는 의지력이 강하고 야심 찬 인물이었지만 젊어서 방탕한 생활을 한 사람이기도 하다. 일찍부터 부를 축적한 지주였던 그는 퇴폐적인 파티를 즐기고 폭음과 폭식을 반복했다. 그 결과 30대 초반에 이미 그의 신체 여기저기에 해로운 증상이 나타나기 시작했다. 그러나 코르나로는 건강 문제에 대해 별다른 조치를 취하지 않았다. 그가 외동딸 키아라를 얻었을 때쯤에는 증상이 더욱 심각해졌다. 배가 아프고 통풍 발작이 시작되었으며 계속되는 미열에 늘 목이 말랐다. 항상 목이 마르다는 것은 당뇨병의 주요 증상이다.

성인에게 주로 나타나는 2형 당뇨병은 점진적으로 진행하는 질환이다. 정기적으로 건강검진을 받는 요즘에는 본격적인 증상이 나타나기 전에 당뇨병 진단을 받아 알게 되는 경우가 많다. 코르나로가 이미 목마름 증상을 인지할 수 있었다는 것은 그의 당뇨병이 이미 상당한 수준으로 진행되었음을 암시한다. 설상가상으로 코르나로는 관절염과 통풍까지 앓고 있었으니 상황이 매우 심각했다. 그를 진찰한 의사는 코르나로에게 남은 시간이 몇 달밖에 되지 않는다는 시한부 판정을 내렸다. 의사는 그에게 가능한 치료법이 단하나 있다고 말했다. 절제되고 질서 있는 생활방식을 따르는 것이었다. 원래 먹던 양보다 적은 양의 음식과 와인에 만족하고 배가 부르기 전에 식탁에서 자리를 뜨라는 권고였다. 의사가 아는 한 그런 극적인 생활방식 변화에 성공한 사람은 아무도 없었다. 하지만 코르나로는 반신반의하면서도 의사의 조언을 따라 식습관을 바꾸는 데 성공했다. 효과는 거의 즉시 나타났다. 그는 절제하는 생활방식의 유익이 대단히 크다는 것을 단 며칠 만에 깨달았다. 그리고 소식하는 습관을 갖게 된 지 채 1년도 되지 않아 모든 질환에서 회복되었다고 자랑하고 다니게 되었다.

자신감을 얻은 코르나로는 그 당시 사람들이 따르던 식사법에 반하는 자신만의 식사법을 테스트하기로 했다.[1] 1,500년 전 로마제국 시대의 그리스 의사 갈레노스Claudius Galenus가 세워둔 식사법의 틀이 코르나로가 살던 르네상스 시대까지도 유효했다. 15세기 독일의 요리책 『주방의 마스터Küchenmeisterei』에는 다음과 같은 설명이 나온다. "당신의 체질을 알면 무엇이 당신에게 좋은지 알 수 있다. 그에 따라 음식을 준비하면 된다." 당시 의학이론상 그의 체질에 맞는 음식은 와인, 멜론, 돼지고기와 생선 등이었다. 이론에 따르면 이 음식들을 먹음으로써 몸의 균형을 맞출 수 있고, 건강에도 도움이 되어야 했다. 그러나 코르나로에게는 그렇게 느껴지지 않았다. 분명 입맛에 잘 맞기는 했지만 건강에는 해롭게 느껴졌기 때문이다.

결국 코르나로는 '무엇을 먹느냐'가 아니라 '얼마나 먹느냐'에서 답을 찾았다. 그는 음식의 양이 질보다 더 중요하다고 여겼다. 그의 말마따나 건강에 도움이 되는 음식은 각자의 체질에 맞는 음식도 아니고, 오늘날 말하는 유기농, 자연식도 아니었다. 아직 배가 고플 때 식탁에서 일어나는 것, 식욕을 모두 채울 때까지 먹고 마시지 않는 것, 늘 모자란 듯 먹는 것이야말로 건강을 위한 최선책이라고 믿었다. 코르나로의 관점에서 정신을 똑바로 차리고 자기 규제가 철저한 삶을 사는 데 제일 중요한 요소는 소식이었다.

얼마나 먹어야 소식인가

소식을 시작한 코르나로는 하루 340g의 음식을 먹고 400ml의 와인을 마셨다. 그가 주로 먹었던 음식은 빵, 수프, 와인이었다. 모두 합해서 하루에 1,500~1,700kcal가량의 열량을 섭취했던 것으로 추정된다. 보통 성인 남성에게 권장하는 하루 섭취 열량이 2,500kcal, 성인 여성의 경우 2,000kcal라는 점을 감안하면 코르나로의 경우 섭취 열량 제한의 폭이 큰 편이었다고 볼 수 있다. 그가 주로 음식의 질보다 양에 주의를 기울이기는 했지만 음식 선택 자체도 나쁘지 않았다. 음식을 늘 많이 먹는 사람은 영양소의 균형에 대해 크게 주의를 기울이지 않아도 된다. 어떻게든 필요한 영양소를 다 채워 먹게 되어 있다. 하지만 적게 먹을 때는 영양 균형이 중요하며, 특히 단백질 섭취가 모자라지 않도록 조심해야 한다. 코르나로는 현대인과 같은 영양학 지식을 가지고 있진 않았지만 나름의 경험칙을 바탕으로 자신에게 잘 맞는 식단을 구성했다. 적게 먹을 때는 포만감이 오래가도록 먹어야 한다. 그래야 배고픔을 조금이라도 줄일 수 있고 소식을 유지할 수 있다. 코르나로는 자신이 살던 파두아 지방 사람들이 즐겨 먹던 통곡물, 거친 밀가루, 라드로 만든 빵을 먹었다. 지방은 음식이 위장에 머무는 시간을 늘려 포만감을 길게 해주면서 혈당치가 서서히 올라가도록 도와준다.

코르나로의 식단에서 또 하나의 핵심요소는 파나텔라panatella라는 수프였다. 거세한 수탉 고기로 낸 맑은 육수에 달걀과 빵을 넣어 만든 걸쭉한 국물 음식이다. 수프를 먹는 것도 포만감을 길게 유지하면서 열량 섭취를 줄이는 좋은 방법이다. 미국 펜실베이니아 대학교 영양학 교수 바버라 롤스Barbara Rolls에 의하면 에너지 밀도가 낮은 음식을 먹는 것은 다이어트에 확실한 효과가 있다.[2] 에너지 밀도란 음식물의 중량에 대비한 에너지, 즉 열량의 양을 뜻한다. 가령 수프 한 그릇을 먹어도 섭취 열량은 햄버거 6분의 1 조각과 비슷한 정도에 불과하다. 개당 40g가량인 초코파이 하나의 열량은 171kcal이지만, 딸기로 동일한 열량을 섭취하려면 적어도 500g 이상을 먹어야 한다. 마트에서 파는 중간 크기의 플라스틱 팩에 든 딸기를 다 먹어야 겨우 초코파이 1개와 비슷한 열량이 되는 것이다.

똑같은 열량을 섭취하더라도 수분 함량이 높고 에너지 밀도가 낮은 음식을 주로 먹으면 다이어트가 가능하다는 게 롤스의 주장이다. 롤스의 주장이 그저 탁상공론에 불과한 것은 아니다. 그녀는 200건 이상 연구 논문을 낸 권위 있는 영양학자이다. 롤스는 자신의 연구 결과를 바탕으로 한 볼류메트릭Volumetric 다이어트를 창시하기도 했다. 볼류메트릭 다이어트는 미국 잡지 《U.S.뉴스&월드리포트U.S. News & World Report》의 베스트 다이어트 순위에서 6위에 올랐다.

이 잡지는 대학, 병원, 자동차와 같은 다양한 분야 랭킹을 내놓는 것으로 유명하다. 33명의 전문가 패널이 각각의 다이어트가 얼마나 따르기 쉬운지, 장단기적으로 체중 감량에 어느 정도 효과가 있으며, 영양, 안전성, 당뇨병과 심장질환 예방 가능성은 어떤지 따져 점수를 매겨 2023년 순위를 정했다. 흔히 저탄고지라고 하며 한국에서도 유행하기도 한 키토제닉 다이어트는 매년 최하위권이다.

롤스는 실험을 통해 닭고기와 쌀이라는 동일한 식재료를 사용해도 조리방식에 따라 섭취량이 달라진다는 점을 증명했다. 닭고기와 쌀로 캐서롤casserole(닭고기 등의 고기를 채소, 양념과 함께 삶은 요리)을 만들어 제공한 경우, 닭고기와 쌀을 수프로 만들어 제공한 경우, 닭고기와 쌀로 만든 캐서롤을 물 300ml와 같이 제공한 경우, 이렇게 세 가지 경우의 섭취 열량을 비교한 결과 수프로 먹을 때 다른 두 경우보다 섭취 열량이 26% 낮게 나타났다. 실험 결과에서 특이한 점은, 수프를 먹을 때는 적게 먹게 되지만 식사 중에 물을 마시는 것으로는 섭취 열량에 별다른 차이가 나타나지 않는다는 것이다. 인간의 위장은 우리가 삼킨 게 음식인지 아니면 액체인지 구분할 수 있기 때문이다. 위는 비대칭으로 한쪽이 다른 쪽보다 기다란 구조로 되어 있다. 이런 특징적 구조 때문에 위에 액체가 들어갈 때와 음식이 들어갈 때 경로가 달라진다. 물은 식도에서 위로 들어가자마자 위의 좁은 면을 따라 소장으로 내려간다. 음식물은 위의 길고 넓은 면 쪽으로 들어가서 더 오래 머문다. 이런 이유 때문에 식사 중에 물을 많이 마시는 방식으로는 포만감을 길게 가져갈 수 없다.

고형의 식재료와 육수를 섞어 걸쭉하게 만든 수프는 물과 달리 위에서 하나의 음식으로 인식한다. 덕분에 위에 더 오래 머물고 길게 포만감을 준다.

스스로 구성한 식단에 대한 코르나로의 자부심은 아주 컸다. 그는 자신의 식단이 기적과 같은 놀라운 효험이 있다고 믿었다. 자신감이 얼마나 대단했던지 한때는 자신이 불멸이라고 단언할 정도였다. 그의 신체는 아프기 전의 건강한 상태로 돌아갔다. 남의 도움을 받지 않고 말을 타고 사냥, 낚시와 같은 장시간의 야외 활동을 해도 지치지 않았다. 자신이 후원하던 극작가 안젤로 베올코Angelo Beolco가 48세라는 젊은 나이에 사망하자 코르나로는 이를 애도하면서 베올코의 생활방식에 절제가 부족했음을 한탄했다. 이 와중에도 코르나로는 기회를 놓치지 않고 자신이 택한 생활방식의 우월성에 대해 설파했다. 친구의 죽음은 자신을 죽고 싶을 정도로 슬프게 했지만 자신은 죽을 수가 없다는 것이었다. 왜냐고? 질서 있는 삶으로 인해 불멸의 몸을 갖게 되었으니까. 코르나로 자신의 말을 빌리면 그는 58세의 나이에도 35세로 보이는 외모를 가지고 있었다.

소식의 역사에 코르나로가 남긴 발자국

소식의 역사에서 코르나로가 중요한 인물인 것은 그가 소식을 실천한 사람이기 때문만은 아니다. 그가 남긴『절제하는 삶La Vita Sobria』이라는 책 때문이다. 1558년 초판을 발행한 뒤에 1562년에 개정판,

1565년에 또 다른 개정판을 냈다. 『절제하는 삶에 대한 논설Discorsi della vita sobria』로도 알려진 이 책에서 코르나로는 사람들이 자신의 식습관을 따르기만 한다면 질병과 죽음의 위협에서 벗어날 수 있다고 썼다. 소식하는 절제된 삶의 방식을 취하기만 하면 자신처럼 불멸성을 가지게 될 거라니! 지금 봐도 매우 강력한 메시지였다.

미국의 저널리스트 빌 기퍼드Bill Gifford는 자신의 책 『스프링 치킨Spring Chicken』에서 코르나로가 『절제하는 삶에 대한 논설』을 처음 썼을 때 그의 나이는 81세, 마지막 개정판을 냈을 때 나이가 95세였다고 썼다.[3] 뭔가 이상하다고 생각했다면 그 생각이 맞는다. 앞에서 말한 초판 발행연도와 마지막 개정판 발행연도는 고작 7년 차이인데, 그사이에 코르네로는 열네 살을 더 먹었다. 알고 보면 단순한 이유이다. 코르나로는 책의 개정판을 낼 때마다 자신의 출생일자를 재설정했다. 그가 이렇게 한 이유는 요즘의 베스트셀러 작가나 유튜버들과 비슷하다. 있는 그대로 말하기보다는 좀 더 부풀려 말해야 대중이 주목하고 그에 따라 명성을 얻기 쉽기 때문이다. 흥미롭게도 노화와 장수에 대한 현대 저작물에서 코르나로에 대해 소개할 때도 비슷한 패턴을 따른다.

안티에이징에 대해 긍정적인 관점에서 쓰인 데이비드 싱클레어David A. Sinclair와 매슈 러플랜트Matthew D. LaPlante의 책 『노화의 종말』에서는 코르나로가 죽을 때 나이가 거의 100세 또는 100세를 넘겼을 것이라고 말하고 있다.[4] 한편 빌 기퍼드는 코르나로가 사망할 당시 98세였다고 썼다. 또한, 담담하게 수명과 노화의 과학에 관해 쓴 생물학자 조너선 실버타운Jonathan Silvertown의 책『늙는다는 것은 우주의 일The Long and the Short of It』에는 코르나로가 83세에 사망했다고 적혀 있다.[5] 누가 맞는 걸까? 조너선 실버타운이다. 1566년 코르나로가 사망했을 때 실제 나이는 83세 또는 84세로 추측된다. 물론 그 정도여도 르네상스 시대 당시의 기준으로는 굉장히 오래 살았던 것이다. 당시의 어느 나라의 기대수명과 비교해도 거의 2배를 산 셈이라는 게 조너선 실버타운의 설명이다.

어쨌든 코르나로의 거짓말 전략은 효과가 있었다. 지금처럼 팩트체크가 활발하지 않던 시대였으니 그가 슬며시 자신의 출생연도를 바꿨을 것이라고 생각하는 사람은 거의 없었다. 하지만 코르나로의 책이 진정한 베스트셀러에 등극한 것은 그의 사후였다. 그가 사망한 지 20여 년이 지나, 16세기 말에 그의 손자들이 책을 새로 펴냈다. 소식과 절제만으로 100세 가까이 살고 그것도 활력이 넘치는 생활을 했다니, 당시 이탈리아의 과학자와 의사 들의 관심이 폭발했다. 17세기에 들어서는 라틴어와 다른 여러 나라 언어로 번역판까지 출간되면서, 코르나로는 비록 사후이지만 소식과 장수에 관한 가장 유명한 베스트셀러 작가로 등극했다.

여기에 미국어판이 가세하면서 코르나로의 명성은 더더욱 드높아졌다. 미국이 어떤 나라인가. 과장에 관한 한 세계 제일 아닌가. 17세기 미국판이 나오면서는 책 제목부터가 바뀌었다.『불멸의 멘토의 건강하고 부유하며 행복한 삶에 대한 확실한 안내서The Immortal Mentor or Man's Unerring Guide to a Healthy, Wealthy & Happy Life, by Lewis Cornaro』라는 장황한 제목에, 번역판이 아니라 개작에 가까운 편집이었다. 미국의 출판업자 파슨 윔즈Parson Weems는 여기서 그치지 않았다. 그는 코르나로의 책에서 미국인들이 싫어할 만한 종교적 색채를 띤 부분은 과감히 삭제하고 벤저민 프랭클린의 에세이와 조지 워싱턴의 추천사를 추가해 넣었다. 책의 인기는 여기서 끝나지 않았다. 18세기에는 그레이엄 크래커와 그레이엄 통밀가루로 유명한 통곡물의 옹호자 실베스터 그레이엄Sylvester Graham이 코르나로의 책을 펴냈다. "질보다 양"을 강조하는 코르나로의 주장이 절제와 금욕이 건강에 필수라고 설파한 그레이엄의 마음에 들었던 것 같다.

미국인의 코르나로에 대한 사랑은 20세기까지도 계속됐다. 유명인사들의 추천사를 마케팅에 적극 활용한 또 다른 출판업자 윌리엄 버틀러William Butler의 판본에는 발명왕 토머스 에디슨Thomas Edison과 자동차왕 헨리 포드Henry Ford의 추천사까지 포함됐다. 1920년대에는 『100세까지 사는 법』이라는 또 다른 판본이 포켓북 형태로 출간된다. 그리고 이 판본을 통해 코르나로는 소식의 과학에서 가장 중요한 인물 중 하나와 연결된다. 현대 노화와 장수의 과학의 선구자로 일컬어지는 미국의 영양학자이며 생화학자인 클라이브 매케이Clive McCay가 마침내 코르나로의 주장이 담긴 소책자를 읽게 되었던 것이다.

본격적인 소식 연구가 시작되다

매케이는 코르나로가 강조한 소식과 절제하는 삶의 방식에 과학적 근거가 있을 거라고 추측했다. 사실 당시 매케이가 몸담은 영양학 분야는 과학자들이나 대중에게 그다지 인기 있는 분야가 아니었다. 하지만 매케이 또한 코르나로와 마찬가지로 적당히 과장된 언어로 대중의 관심을 끌 줄 아는 사람이었다. 그는 자신이 실험으로 쥐의 수명을 사람으로 치면 무려 120세까지 연장했다고 선언했다.

열량 제한이 건강과 장수에 미치는 영향을 사람을 대상으로 하는 임상시험으로 증명하기란 매우 어려운 일이다. 영화 〈올드 보이〉에서처럼 실험 참가자에게 매일 군만두만 먹도록 할 수는 없다. 대개 식생활 관련 연구는 사람들이 지난 24시간 동안 먹은 음식을 자발적으로 보고하는 방식으로 이루어진다. 그러다 보니 기록된 식생활과 참가자들이 먹은 실제 식단과 어느 정도 괴리가 생길 수밖에 없다. 게다가 연구 대상인 사람이란 동물은 너무 오래 산다. 2021년 기준 한국인의 평균 기대수명이 83.3세이다. 이 정도면 연구자가 참가자보다 앞서 사망할 수도 있다. 엄청난 시간과 비용이 드는 사람 대상 연구보다는 수명이 짧은 효모, 예쁜꼬마선충, 초파리, 실험용 쥐와 같은 생물을 대상으로 하는 연구가 더 쉽다. 클라이브 매케이가 사람이 아닌 실험용 쥐를 대상으로 열량 제한이 수명 연장에 효과가 있는지 연구한 것도 같은 이유 때문이다.

그가 120세라는 과감한 주장을 편 계산법은 이러했다. 수컷 쥐는 평균적으로 500~600일을 산다. 당시 사람의 평균 수명이 50~60년이었으니 수컷 쥐에게 10일은 사람으로 치면 1년의 기간으로 볼 수 있다. 실험에서 수컷 쥐의 정상 수명이 509일, 열량 제한으로 성장을 늦춘 쥐의 경우 수명이 780~870일에 달했으니 사람으로 치면 80~90세가 아니겠느냐는 게 그의 주장이었다. 매케이의 계산법에 따르면 인간이 120세를 넘어 장수하는 것도 꿈이 아니었다. 1935년 그의 실험실에서 1,300일 이상 살아남은 쥐들이 있었으니까.

매케이의 계산법을 곧이곧대로 받아들이긴 어렵다. 그러기엔 지나치게 단순한 방식의 비교다. 하지만 대중의 주목을 먹고 사는 사람들과 그들이 만드는 매체가 이런 계산법을 좋아하는 건 여전하다. 2015년 3월 2일 자《타임》특별호 표지 또한 같은 맥락에서 선정되었을 것이다. 이 '142세'라는 추산 또한 클라이브 매케이와 비슷한 방식으로, 쥐의 수명 실험 결과를 사람의 수명으로 환산한 것이다.《타임》까지 이 정도면 유튜브나 소셜미디어를 타고 도는 이야기는 말할 것도 없다. 건강과 장수, 안티에이징에 대한 이야기는 어느 것이든 조금 삐딱한 시선으로 바라볼 필요가 있다. 부분적으로는 과학적 사실에 근거를 두긴 했지만 지나치게 부풀린 이야기이거나 지나친 예측일 경우가 많다. 과거 매케이와 코르나로가 그랬던 것처럼 말이다.

실제로 장수한 사람이라고 하더라도 건강과 장수의 비결을 온전히 파악하고 있을 가능성은 높지 않다. 2014년 114세의 나이로 사망한 미국인 애나 스퇴르Anna Stoehr는 자신이 장수한 것은 집에서 빵을 직접 구워서 먹은 덕분이라고 말했다.[6] 1년에 한두 번 빵을 사다 먹을 때를 제외하고는 매일 직접 만든 빵을 먹었고 그게 바로 100세가 넘도록 장수한 이유일 거란 추측이었다. 그러나 이런 추측에는 어떠한 과학적 근거도 존재하지 않는다. 이 말이 사실이었다면 사람들이 빵을 사고팔 정도로 상업이 발달하기 전, 각자가 자기 집에서 빵을 구워 먹었던 시대에는 모든 사람이 100세가 넘도록 살아남았을 것이다.

코르나로 또한 마찬가지이다. 그가 21세기의 인물이었다면 아마도 자신의 인기에 힘입어 파두아 빵, 파나텔라 수프 같은 음식을 판매했을지도 모른다. 클라이브 매케이는 실제로 코넬 빵이라는 고농축, 고영양이지만 맛은 없는 빵을 만들어 팔았다. 하지만 특정 음식을 먹는다고 더 건강하거나 장수하는 것은 아니다. 그가 먹었던 식단을 그대로 따를 필요도, 그럴 의미도 없다. 코르나로는 하루에 400ml나 되는 와인을 마셨다. 지금의 기준으로 보면 지나친 음주량이다. 캐나다 연구팀이 최근 40여 년 동안의 연구 결과를 종합 분석한 결과에 따르면 적당한 음주란 없다. 남성의 경우 하루 45g 이상 알코올을 섭취하면 조기 사망 위험이 유의미하게 증가하는 것으로 나타났다.[7] 와인에 평균 12% 정도의 알코올이 들어 있으니 코르나로가 하루에 섭취한 알코올의 양은 약 48g이다. 위험 수위를 넘는 수준이다.

　코르나로의 주장에서 우리가 눈여겨볼 핵심은 "질보다 양"이라는 점뿐이다. 클라이브 매케이가 선도적 연구를 통해 동물의 수명이 소식으로 연장된다는 점을 밝힌 뒤 여러 과학자들의 연구가 뒤따랐다. 2023년 미국 컬럼비아대학교 연구팀은 《네이처 에이징Nature Aging》에 실린 연구에서 열량 섭취를 25% 줄인 사람들의 노화 진행이 2~3% 느려졌다고 발표했다.[8] 연구진의 설명에 따르면 이는 사망 위험으로 치면 10~15%가 감소한 것으로 해석할 수 있다. 금연과 비슷한 정도의 효과이다. 220명의 건강한 성인 남성과 여성을 무작위로 나누어 한쪽은 열량을 25% 적게 섭취하도록 하고 다른 한쪽은 평소처럼 섭취하도록 한 결과 이런 차이가 나타났다.

　앞에서 말했듯, 인간의 수명은 너무 길기 때문에 실제로 죽음을 기다려 생존율 차이를 보는 것은 거의 불가능하다. 대신 연구팀은 노화와 관련된 DNA 메틸화와 같은 생물학적 지표를 관찰하는 방법으로 연구를 진행했다. DNA 메틸화는 DNA 분자에 메틸기methyl基가 화학적으로 추가되는 것이다. 노화가 진행되면 DNA의 메틸화 수준이 달라지므로, 이를 관찰함으로써 노화의 진행 정도를 간접적으로 추정할 수 있다. 다만 이러한 연구로는 소식이 수명 연장 또는 노화 방지에 어느 정도로 효과를 나타내는지 온전히 파악하기 힘들다. 간접 추정 방식인 데다가 참가자들이 실제로 섭취 열량을 25% 줄인 게 맞는지 일일이 확인하기 어렵기 때문이다. 하지만 최근에는 소식이 인간의 건강에 어떤 효과를 주는지 더 명확히 알 수 있는 다른 방법이 떠오르고 있다. 열량 제한의 효과를 부분적으로 흉내 내는 새로운 당뇨병 치료제들이 여럿 출시되었기 때문이다. 이들 약물을 투약한 사람과 그렇지 않은 사람을 비교하면 소식이 노화를 늦추는 효과가 있는지 더 분명히 알 수 있다는 이야기이다. 과연 그럴까?

르네상스 시대의 사람들은
어떤 음식을 먹어야 한다고 생각했을까

코르나로의 책이 소식에 대한 현대 과학자들의 연구로 이어진 것처럼, 르네상스 시대 사람들이 가졌던 음식에 대한 믿음도 현대에 그 흔적이 다수 남아 있다. 당시 신봉했던 갈레노스의 4체액설은 인체가 차갑고cold, 뜨겁고warm, 습하고moist, 마른dry 네 가지 성질의 체액으로 이뤄진다는 개념을 담고 있었다. 마찬가지로 음식도 네 가지 성질로 나눌 수 있으며 어떤 성질의 음식을 먹느냐에 따라 체액의 균형이 달라진다는 생각이었다. 가령 열이 나는 사람에게는 차가운 성질의 음식을 먹어서 균형을 맞춰주는 게 좋고, 반대로 감기에 걸려 습하고 차가운 사람에게는 뜨겁고 건조한 성질의 음식이 좋다는 식으로 처방했다. 유럽 여행을 하다 보면 갓 구운 뜨거운 빵을 찾기 어려운 것도 현대에 남은 4체액설의 영향이다. 뜨겁고 습한 빵을 그대로 먹으면 체액의 균형을 깨뜨려 위험하다고 본 것이다. 같은 이유로 한동안 유럽인들은 차가운 얼음물을 마시는 걸 두려워하기도 했다.

음식을 먹을 때도 이 네 가지 성질을 고려해 짝을 맞췄다. 예를 들어 돼지고기는 차갑고 습한 성질이므로 균형을 맞추기 위해 뜨겁고 건조한 성질의 소금을 넣어 염장 돼지고기를 만들어 먹으면 좋다고 여겼다. 그런데 선원들이 배에서 염장 돼지고기를 많이 먹으면 괴혈병이 생긴다. 르네상스 시대 유럽의 의사들은 이것을 돼지고기에 소금을 넣었음에도 여전히 차갑고 습한 성질이 남아 있기 때문이라고 믿었다. 이를 예방하기 위해 차갑고 습한 염장 돼지고기의 성질을 상쇄시켜 줄 수 있는 뜨겁고 건조한 성질의 머스터드를 함께 먹기를 권했다. 햄, 소시지에 머스터드 드레싱을 곁들여 먹은 시초는 맛이 아니라 건강을 생각해서 그랬다는 이야기이다. 물론 그저 당시 사람들이 그렇게 믿었다는 것 뿐이지, 사실은 아니었다. 염장 돼지고기를 먹어서 괴혈병이 생긴 게 아니라 염장 돼지고기만 먹고 채소, 과일을 안 먹어서 문제가 생기는 거였다.

멜론을 생햄인 프로슈토에 곁들여 먹는 관습도 같은 맥락에서 생겨났다. 차갑고 습한 성질의 멜론을 뜨겁고 건조한 성질인 생햄과 함께 먹으면 균형이 맞는다는 것이다. 과일도 차갑고 습한 성질로 간주했다. 사과를 파이로 만들어 먹었던 이유가 바로 여기에 있다. 그렇게 요리해야 균형을 맞출 수 있다고 봤던 것이다. 과일이나 샐러드를 먹고 나서 와인을 마시도록 한 것도 같은 이유이다. 과일, 채소는 차갑고 습한 음식이라 뜨거운 성질의 와인을 마셔줘야 해를 입지 않는다고 여겼다. 식사 후반부에 배를 넣은 와인을 디저트로 내놓거나 독한 술을 마신 것도 마찬가지로 음식 성질의 균형을 맞추기 위함이었다. 생선을 와인에 삶거나 생선을 먹고 나면 와인을 마실 것을 권하기도 했다. 차갑고 습한 성질의 생선에 뜨거운 성질의 와인을 짝맞춰 줘야 한다고 생각했기 때문이다.

약이 우리 몸에 대해 말해주는 것들

살아 있다고 해서 우리의 몸속에서 일어나는 모든 생명 활동을 눈으로 볼 수는 없다. 하지만 간접적으로 볼 수 있는 방법이 있다. 바로 약을 통해서이다. 약물 분자가 우리의 몸속에서 어떤 일이 일어나고 있는지 보여주는 거울이 되는 셈이다. 현대 의약학의 역사를 되돌아보면 새로운 약의 발견은 종종, 인체의 생리와 질환의 기전에 대한 새로운 통찰을 던져주곤 했다.

대표적 사례로 프로작(플루옥세틴)이 있다. 프로작은 정신의학에서 게임체인저로 불리는 약이다. 우울증은 신체적 원인에 의한 생물학적 질환일까, 아니면 사회심리학적 문제일까? 서로 다른 주장을 내세우는 학자들 간에 오랫동안 논란이 끊이지 않았다. 프로이트의 정신분석 이론이 주류였던 1950년대까지만 해도 항우울제를 '정신활성제psychic energizer'라고 불렀다. 항우울제의 효과에 대해 설명할 때도 프로이트의 정신분석 이론의 관점에서 보려고 했던 것이다. 항우울제의 연구도 주로 노르에피네프린을 타깃으로 했다. 세로토닌의 역할에 대해서는 별 관심이 없었다. 하지만 1987년 우울증 치료약 프로작이 출시되면서부터 이야기가 급반전한다. 프로작은 뇌 속의 세로토닌이라는 물질에만 선택적으로 영향을 미치는 약이다. 뇌 신경세포에서는 세로토닌이란 신경전달물질을 내놓는데, 세로토닌은 신경세포로 다시 흡수되므로 그 효과가 오래가지 못한다. 그런데 프로작은 뇌 신경세포가 세로토닌을 재흡수하는 것을 막는다. 말하자면 뇌 속에서 더 많은 세로토닌이 신경세포들 사이로 자유롭게 흘러 다니게 만들어 준다는 것이다. 뇌 속 세로토닌 수치를 끌어올려 주는 약이 우울증에 효과가 있다는 것을 통해서, 과학자들은 불안하거나 우울한 기분이 드는 것은 세로토닌이 모자란 탓이라는 추측을 할 수 있게 되었다.

프로작은 우울증이 뇌 속 화학물질의 문제이며, 약물의 도움으로 이들 화학물질 간의 균형을 잡아줌으로써 부정적 감정은 줄어들고 기분이 좋아져서 우울증을 치료할 수 있다는 생각에 힘을 실어주었다. 이전에 우울증은 그저 환자의 성격 문제로 치부되었고, 우울증에 걸린 사람을 마치 성격 파탄자인 것처럼 보는 따가운 시선도 있었다. 하지만 우울증을 뇌의 화학적 불균형 문제로 인한 질환으로 바라보면서 우울증에 대한 대중의 인식도 바뀌었다. 금기시되던 우울증과 정신건강 문제에 대해 더 많은 사람이 이야기를 나누기 시작했으며, 심지어 우울증이 없는데도 일상의 기분 변화와 삶의 문제를 항우울제로 해결하려는 사람들까지 나오기 시작했다.

약을 통해 우리 몸에서 어떤 일이 일어나고 있는지 더 잘 알 수 있다. 하지만 약은 불완전한 거울이다. 약 하나만 가지고 우리 몸을 들여다보는 것은 장님 코끼리 만지기가 될 수도 있다. 프로작과 같은 항우울제가 실제 효과를 발휘하는 것은 사실이다. 하지만 초창기 과학자들의 이론에는 여러 가지 오류가 있었다. 우선 기분 조절에 관계되는 물질은 세로토닌 하나만이 아니다. 도파민, 노르에피네프린을 비롯한 다른 수많은 뇌 속 신경전달물질과 단백질이 우리의 마음에 복잡한 영향을 미친다. 게다가 세로토닌과 같은 신경전달물질의 수치는 약을 복용하면 곧바로 증가하지만 우울증 증상이 개선되는 데는 여러 주가 걸린다. 1~2주 지나야지만 일부 증상이 개선되고, 6주가 지나야 제대로 효과를 볼 수 있다. 단순히 부족한 세로토닌을 채워주는 걸로는 저조한 기분을 끌어올릴 수 없다는 것이다.

2022년 학술지 《분자정신의학Molecular Psychiatry》에 실린 한 논문은 안 그래도 힘 빠진 세로토닌 가설에 결정타를 날렸다.[9] 지난 수십 년간의 연구 결과를 종합 분석한 결과 우울증을 앓고 있다고 하여 건강한 사람보다 세로토닌 수치가 낮지 않다는 결론을 제시했기 때문이다. 세로토닌 가설이 전문가들 사이에서는 이렇게 폐기 수순을 밟고 있지만 대중매체는 여전히 세로토닌에 꽂혀 있다. TV, 신문, 유튜브와 같은 매체에는 세로토닌 수치만 올려주면 불안한 삶이 행복으로 가득해질 것처럼 자신 있게 외치는 전문가가 많다. 하지만 그렇지 않다. 항우울제가 효과적인 것은 분명하지만 어떻게 그런 효과를 내는 것인지는 아직도 베일에 싸여 있다. 현재 가장 유력한 가설은 항우울제가 뇌 신경세포 사이의 연결 부위, 즉 시냅스를 회복할 수 있게 도와준다는 것이다.[10] 만성적 스트레스는 신경세포와 신경세포 사이의 연결이 끊어지게 하여 우울증을 유발할 가능성이 있는데, 항우울제를 복용하면 이렇게 연결이 끊어진 시냅스를 재건하여 우울증 증상이 나아진다는 이론이다. 세로토닌, 노르에피네프린과 같은 신경전달물질의 수치가 변화하면 이에 적응하는 과정에서 우울증 치료 효과가 나타난다는 설명이다.

약의 도움으로 우울증의 병리에 대해 전보다 잘 알게 된 건 사실이지만 아직 모르는 게 많다. 한때 찬사를 받던 프로이트의 정신분석 이론이 프로작을 위시한 다양한 항우울제의 등장과 함께 이전과는 반대로 무시당하는 일도 있었지만 요즘 트렌드는 다르다. 두 치료 방법이 서로 대립하기보다 상호 보완이 가능한 도구라는 입장을 표명하는 전문가가 많다. 약과 심리치료가 양자택일의 문제가 아니며, 둘을 병행하는 게 둘 중 하나만 사용하는 것보다 효과적일 수 있다는 이야기이다. 건강을 위한 소식도 이와 비슷하다. 소식의 효과를 흉내 낸 약을 사용할 것인가 아니면 그냥 적게 먹는 방법을 택할 것인가. 이는 잘못된 질문이다. 많은 경우 둘 중 하나를 선택하기보다 둘 다 선택하는 게 현명하다. 소식만으로 건강한 생활이 가능하다면 그렇게 하되, 약의 도움 없이 힘들 때는 도움을 받아 소식하는 것도 나쁘지 않다는 이야기이다.

항우울제 프로작과 마찬가지로 인슐린의 발견은 과학자들이 당뇨병에 대해 이해하는 데 커다란 역할을 했다. 19세기 후반까지만 해도 과학자들은 당뇨병의 원인이 정확히 무엇인지 알지 못했다. 20세기 초에는 췌장 추출물이 당뇨에 효과가 있다는 사실이 알려지면서 이에 대해 실험하는 과학자가 많아졌다. 하지만 당뇨병에 대한 이해가 밝혀지기 시작한 것은 1921년 여름, 캐나다의 외과 의사 프레더릭 밴팅Frederick Banting이 인슐린을 찾아내면서부터이다. 그는 인슐린을 발견한 공로로 1923년 노벨상을 공동 수상했다. 당뇨로 고통받는 환자들을 위해 인슐린을 단돈 1달러 50센트에 토론토대학교에 팔기도 했다. 그 뒤 수십 년 동안 약으로 쓰인 인슐린이 수많은 사람의 생명을 구했지만, 정확히 어떻게 인슐린이 작용하는지에 대해 알게 되기까지는 더 오랜 시간이 걸렸다.

인슐린의 발견으로부터 26년이 지난 1949년에야 펜실베이니아대학교 의과대학 교수 윌리엄 스타디William C. Stadie가 인슐린이 수용체와 결합하는 게 호르몬으로서의 작용에 중요하다는 단서를 찾아냈다. 20년이 지나 1969년에야 실제로 인슐린 수용체를 발견했고 마침내 2006년에 수용체의 3차원 구조를 밝혀내기까지는 또

37년이 걸렸다. 지금에야 인슐린이 혈당을 세포 속으로 밀어 넣는 문의 열쇠와 같다고 비유적으로 설명할 수 있지만 과학자들이 이러한 사실을 발견하기까지 이렇게 오랜 시간이 걸린 것이다. 인슐린이 당뇨병 치료제로 개발되고 사용되기 시작한 뒤부터 당뇨병 환자의 몸속에서 일어나는 일에 대해 더 자세히 들여다볼 수 있게 된 것은 이렇게 많은 과학자의 노고 덕분이다.

2장

역발상의 당뇨약, 소식을 흉내 내다

저명한 노화 연구자 니르 바질라이Nir Barzilai는 어느 날 100세 장수 노인 헬렌 리히터가 사는 뉴욕 아파트에 방문했다.[11] 문을 열자 담배 연기가 자욱했다. 헬렌이 담배를 피우고 있었던 것이다. 바질라이는 헬렌에게 물었다.

"아무도 당신에게 담배를 끊으라고 말하지 않았나요?"

"금연하라고 권한 의사가 모두 네 명 있었지.

하지만 그들 모두 죽었다네."

헬렌은 바질라이의 방문 이후에도 10년을 더 생존하여 110세까지 살았다. 다른 백세인centenarian의 경우를 보더라도 장수에 유전자가 중요한 것은 분명해 보인다. 유전자의 힘은 확실히 세다. 19세기 미국의 의사 올리버 웬델 홈스Oliver Wendell Holmes는 자신의 마지막 책 『찻잔을 기울이며Over the Teacups』에서 그가 80세가 되도록 장수한 비결을 밝혔다. 1900년 미국인의 평균 수명이 49세였다는 걸 감안하면 당시로서는 놀라운 성취였다. 알비제 코르나로가 『절제하는 삶』을 쓰기 시작했을 때 나이가 74세라는 점을 감안하면 충분히 자격이 있다. 홈스는 어떻게 하면 그렇게 오래 살 수 있는지 묻는 독자에게 제일 먼저 해야 할 일 하나를 말해준다.

> "태어나기 몇 년 전에 장수 집안에 속한 부모를 찾는 광고
> 를 내라."

물론 이 충고를 따르는 것은 불가능하다. 태어나기 전에 장수 유전자를 가진 부모를 찾는 광고를 낼 수 있는 사람은 아무도 없다. 우리가 장수 유전자를 선택할 수 없다는 사실은 오랫동안 활력과 건강을 유지하고 싶은 사람들 모두에게 약간의 좌절감을 준다. 하지만 유전학자이며 노화와 장수의 연구에 평생을 바친 바질라이는 환경의 영향도 매우 중요하다고 여긴다. 흡연자인 100세 노인 헬렌의 경우 장수 유전자 덕분에 담배의 해악으로부터 비켜나 있었을지 모른다. 하지만 만약 헬렌이 담배를 끊었더라면 몇 년을 더 살았을지 알 수 없다는 것이다. 더욱이 장수 유전자를 지니고 있다고 보기 어려운 평범한 사람에게는 환경적 요인이 더 중요한 의미를 가진다는 게 바질라이의 생각이다.

백세인의 숫자는 세계적으로 증가하는 추세이다. 국제연합 추산에 따르면 1990년 전 세계 백세인의 수는 9만 5,000명에 불과했지만 2015년에는 무려 45만여 명이 되었다. 2100년이 되면 100세 이상 장수하는 사람의 수가 2,500만 명이 될 것으로 추산된다.[12] 110세를 넘겨 생존하는 초백세인Supercentenarians의 수도 1960년대 이후 10배 이상 늘었다. 이웃 일본에서만도 초백세인의 수가 2005년 22명에서 2015년 146명으로, 10년 사이에 거의 7배로 증가했다.[13] 이렇게 장수인구가 늘면서, 요즘의 전문가들은 그저 오래 사는 것만이 아니라 건강 수명Health Span을 늘리는 것에도 주목하고 있다. 지나치게 쇠약해져서 일상 활동도 제대로 수행할 수 없을 정도가 되어서 단지 목숨을 부지하는 식으로 장수하는 것은 도리어 고통스러운 일일 수 있다. 그렇다면 어떤 환경적 요소가 건강하게 오래 사는 데 가장 중요한가? 90세 이상 살아온 대표적인 장수인들의 생활습관은 어땠을까?

다음의 표를 보자. 각국 언론 등을 통해 소개된 장수인들의 생활습관을 봐서는 대체 어떤 요소가 그들이 건강한 삶을 오래도록 영위하게 도와준 것인지 도무지 알 수가 없다. 이들이 자기 입으로 말하는 생활습관을 곧이곧대로 듣는 게 아니라, 체계적인 비교분석을 진행해 보면 어떨까? 그렇게 하려고 해도 백세인을 대상으로 노화와 수명 연장 연구를 진행하기는 쉽지 않다. 먼저, 백세인의 수가 늘어나고는 있지만 여전히 전체 인구수에 비하면 매우 적은 수

성명	국적	사망 나이	생활습관
다나카 가네	일본	119	콜라, 초콜릿
잔 칼망	프랑스	122	하루 1잔의 와인, 초콜릿, 담배 (~117세)
안도 모모후쿠	일본	96	하루 1개의 인스턴트 라면
베티 화이트	미국	99	보드카, 핫도그
수재나 무사트 존스	미국	116	베이컨, 달걀, 옥수수 그릿
엘리자베스 설리번	미국	106	하루 3캔의 닥터페퍼
마리아노 로텔리	미국	107	아침마다 위스키 1샷을 넣은 커피
그레이스 존스	영국	112	하루 1잔의 위스키
월터 브루닝	미국	114	담배(~103세)
헨리 알링엄	영국	113	담배, 위스키, 여자, 유머 감각
제시 갈란	영국	109	따뜻한 포리지, 남자를 멀리하는 것
아그네스 펜튼	미국	112	하루 3잔의 맥주와 1잔의 위스키
엠마 모라노	이탈리아	117	매일 3개의 달걀

건강하게 오래 산 사람들의 생활습관

에 불과하다. 다음으로, 실험의 대조군을 찾기가 어렵다. 애초에 장수인의 대조군이 될 수 있는 비非장수인은 살아서 대조군이 될 수도 없으니 당연한 일이다. 그렇다고 이미 100세가 된 사람들끼리 비교하는 방식으로는 유의미한 차이점을 발견하기가 어렵다. 게다가 이들 초고령자는 다리 근력 약화, 기억 장애, 보행 이상, 피로감 등 노쇠로 인한 증상을 겪고 있다. 그래서 많은 과학자들은 이들 백세인의 자녀들을 연구하는 쪽으로 방향을 틀고 있다.

캐나다 약국에서 근무하던 시절, 100세 어머니의 약을 대신 타러 약국에 오던 이탈리아계 이민자 한 명이 있었다. 100세의 나이에도 그의 모친이 먹는 약이라곤 타이레놀 하나밖에 없었다. 자신도 모친처럼 오래 살 수 있다는 믿음 때문인지, 그 고객은 늘 쾌활하고 잘 웃는 편이었다. 근거 있는 믿음이다. 부모가 장수할 경우, 그 자녀도 일반인보다 건강하며 장수할 가능성이 더 높다. 2016년 이탈리아 연구팀이 나이가 동일한 노인 중 장수인 부모에게서 태어난 사람과 일반인 부모에게 태어난 사람을 비교하여 차이점을 분석했다.[14] 장수 집안에서 태어난 70세 노인 267명과 일반적 가정에서 태어난 70세 노인 107명을 비교한 것이다. 연구 결과, 장수인 부모에게서 태어난 사람들은 동년배에 비해 뇌졸중, 뇌출혈, 고혈압, 고지혈증 위험이 낮고 체질량지수(BMI)도 낮으며 허리둘레도 더 가는 것으로 나타났다. 그들의 인지 능력이나 활동 상태 또한 일반인 부모의 자녀보다 더 좋은 결과를 보였다. 이렇게 장수 집안에서 태어난 사람들을 대상으로 다시 생활습관에 따라 특정 나이대까지 살아남는 비율을 조사한다면 환경적 요인이 어느 정도 영향을 미쳤는지 더 잘 알 수 있다. 쉽게 말해 이런 말이다. 이 장 맨 앞에서 소개한 헬렌에게 쌍둥이 동생이 있었다고 가정해 보자. 만일 이 두 사람을 40세부터 쭉 관찰했다면 흡연이 수명에 미치는 영향을 쉽게 알아볼 수 있었을 것이다. 가령 헬렌은 흡연자, 헬렌의 동생은 비흡연자이고 헬렌은 110세, 헬렌의 동생은 120세까지 살았다면 흡연 때문에 헬렌의 삶이 10년 정도 단축되었다고 볼 근거가 생긴다. 올리버 웬델 홈스가 말한 장수의 비결을 실천에 옮기는 건 어렵지만, 그래도 장수의 비결을 찾는 과학자들에게는 희망이 있는 셈이다. 태어나기 전에 장수 집안 부모를 찾는 건 불가능하겠지만, 장수 집안에서 태어나 살고 있는 피험자들을 찾는 건 가능할 테니까.

왜 나이 들면 모두가 당뇨 위험에 직면하는가

그렇다면 백세인과 그 자녀들은 어떤 면에서 장수에 유리할까? 이제까지의 연구 결과를 종합하면 몇 가지 특징이 나타난다. 특히 백세인과 일반인이 차이를 보이는 지점은 성장호르몬, 인슐린, 그리고 인슐린 유사 성장인자(IGF-1) 신호전달과 관련한 부분들이다.[15] 모두가 당뇨병에 걸리는 것은 아니지만 누구나 나이 들수록 당뇨 위험이 높아진다. 노화는 인슐린 저항이 증가하고 인체가 당을 처리하는 기능이 감소하는 현상과 관련된다. 하지만 예외적으로 백세인과 그들의 자녀는 이런 위험에서 벗어나 있는 것으로 보인다.

실제로 포도당 용액을 마시고 난 후의 혈당치를 측정해 보면, 백세인의 식후 2시간 혈당치는 70대 노인보다 낮고 50대 미만 성인과 별 차이가 없는 수준이다.[16] 백세인과 그들의 자녀는 인슐린 유사 성장인자의 생물학적 활성 또한 낮은 편이었다. 아직 인슐린 유사 성장인자가 어느 정도 수준일 때 건강하게 오래 사는 데 최적인지는 모른다. 하지만 인슐린 유사 성장인자의 혈중 농도가 낮으면 사망률과 질병 위험이 감소하는 것으로 알려져 있다. 백세인과 그 자녀에게서 인슐린 유사 성장인자의 활성이 낮게 나타난다는 것은 그들이 어떻게 오랫동안 건강한 삶을 유지할 수 있는지 예측할 수 있게 해준다. 그런데 더 놀라운 점은 백세인과 섭취 열량을 제한한 사람 사이에 유사점이 아주 많다는 것이다.

사람을 대상으로 한 연구에서 소식으로 섭취 열량을 제한하면 인슐린 농도가 낮아지고 인슐린 민감도는 향상된다. 인슐린 민감도를 높여주는 아디포넥틴 호르몬도 더 많이 만들어진다. 2016년 이탈리아 메타분석 연구에서는 섭취 열량 제한이 인슐린 유사 성장인자 농도를 낮춰준다고 결론지었다.[17] 이러한 연구 결과를 통해 유추하면 100세 이상 장수하는 유전자를 지닌 사람은 따로 소

내분비 파라미터	섭취 열량 제한	백세인
IGF-1	=/↓[*]	↓
인슐린	↓	↓
인슐린 민감성	↑	↑
아디포넥틴	↑	↑
렙틴	↓	↓
트라이아이오도티로닌(T3)	↓	↓

↓, 감소: ↑, 증가: =. 변화 없음: * 쥐 모델에서 보다 뚜렷하게 나타남.

섭취 열량을 제한한 사람과 백세인의 내분비 생화학 지표를 젊은 성인과 비교[15]

식이나 단식을 하지 않아도 마치 평생 소식을 하는 것과 비슷한 삶을 살고 있다는 이야기가 된다. 뒤집어 말하면 장수 유전자를 가지고 있지 않은 사람이라면 소식이나 단식으로 섭취 열량을 제한해야 장수 유전자를 지닌 사람의 삶을 따라갈 수 있다는 의미이다.

동물실험 결과만 본다면 섭취 열량을 제한하는 것에는 확실히 수명 연장 효과가 있다. 이러한 효과는 예쁜꼬마선충, 초파리와 같은 무척추동물과 생쥐와 같은 척추동물 양쪽에서 모두 나타나지만 척추동물의 경우가 훨씬 더 복잡하다. 하지만 사람에게도 열량 제한의 효과가 비슷하게 나타나는지에 대해서는 아직 결론이 나지 않았다. 우리는 먹을 수 있는 음식이 주변에 너무 많아서 과식하기 쉬운 환경에 살고 있다. 섭취 열량 제한의 효과를 확실히 알기 위해서는 사람을 실험동물마냥 가둬놓고 자유를 완전히 제한해야 한다. 하지만 그런 연구는 윤리적으로 용납될 수 없다.

그렇다고 알비제 코르나로처럼 평생 스스로 엄격하게 섭취 열량를 제한하는 식사를 하기란 매우 어려운 일이다. 2017년 미국 듀크대학교 연구에서는 인간을 대상으로 섭취 열량을 줄이는 실험을 했지만, 실제 실험에서 줄어든 섭취 열량은 원래 연구자들이 설정한 목표 수치의 절반 수준에 불과했다.[18] 2년 동안 매일 섭취 열량을 25% 줄이도록 권했지만 참가자들의 섭취 열량은 평균 12%밖에 줄지 않았던 것이다. 실험 결과가 긍정적이긴 했지만 소식의 효과를 증명하기에는 조금 부족하다. 이렇게 실제 소식을 통해서 소식의 효과를 증명하는 것은 쉬운 일이 아니다. 하지만 약을 이용해 알아보면 어떨까? 여기 80세가 되어서도 자신의 삶이 활력으로 가득하다며, 자신이 가진 불멸성의 비결로 '소식'을 꼽았던 알비제 코르나로의 믿음에 힘을 실어주는 신약이 있다.

역발상의 당뇨약이 알려주는 소식의 효과

식사량을 줄이거나 간헐적 단식을 시도해 보면 곧 깨닫게 되는 사실이 있다. 바로, 적게 먹는다는 건 매우 어려운 일이라는 것이다. 우리 몸은 적게 먹는 걸 그다지 좋아하지 않는다. 저서 『노화의 종말』로 유명한 과학자 데이비드 싱클레어는 안티에이징 연구자들에게 이런 격언이 있다고 썼다. "설령 열량 제한으로 당신의 수명이 늘어나지 않더라도 그렇게 느끼게 해줄 것은 확실하다."[4] 배고프면 시간이 더디 가니까 수명이 늘어나는 것처럼 느끼게 된다는 말이다. 그야말로 뼈를 때리는 농담이다. 소식의 효용을 설파한 알비제 코르나로 또한 식탁에서 한 번도 배부를 때까지 먹고 마셔보지 못했다고 고백했다. 아직 배고프고 목말라도 배부르지 않게 먹어야 건강에 좋다는 일념으로 자리를 떴다는 것이다.

인체는 적게 먹는 것만 싫어하는 게 아니다. 음식에서 소화 흡수한 영양분을 버리는 것도 싫어한다. 당뇨병은 소변으로 당이 빠져나간다고 하여 붙여진 질환명이지만 그런 일은 웬만해서는 생기지 않는다. 인체는 당을 아주 소중히 여기기 때문이다. 우리 몸은 신장에서 걸러서 소변에 버려지는 포도당을 거의 100% 재흡수한다. 이렇게 하여 버리지 않고 다시 거둬들이는 포도당이 하루에 180g이다. 포도당의 열량은 100g당 400kcal로, 밥 한 공기의 열량이 300kcal이니 하루에 신장이 회수하는 탄수화물은 밥 두 공기 반에 맞먹는 양이다. 이 정도면 과식을 걱정하는 현대인에게는 버리고 싶은 유혹이 충분히 생길 만한 양이다. 하지만 식량이 부족하던 시절의 관점에서 생각하면 이야기가 달라진다. 인체가 매일 이만큼의 포도당을 소변으로 버리고 다녔다면 아마도 생존이 불가능했을 것이다.

신장에서 불필요한 물질을 제거하는 과정에서는 포도당도 일단 함께 내보낼 수밖에 없다. 포도당의 분자량이 180으로 크기가 작은 편이기 때문이다. 대신 신장 사구체에서 걸러진 포도당은 근위 세뇨관에서 다시 재흡수된다. 이때 내보냈던 포도당의 80~90%는 SGLT2 Sodium-glucose cotransporter-2라는 수송체를 통해, 나머지 10~20%는 SGLT1이라는 수송체를 통해 재흡수된다. 하지만 당뇨병 환자의 경우처럼 핏속을 돌아다니는 포도당의 양이 지나치게 증가하면 신장이 재흡수할 수 있는 한계를 넘어서게 된다. 그러면 이내 재흡수되지 못한 포도당이 소변으로 흘러나간다. 보통 혈당이 180~200mg/dL에 이르면 이러한 현상이 나타나기 시작한다. 당뇨병을 제대로 관리하지 못할 때 이렇게 혈당치가 높게 유지된다. 이 경우 핏속에 돌아다니는 당이 워낙 많으니까 소변으로 걸러져 나가는 포도당의 양도 늘어나는데, 인체는 포도당이 빠져나가는 걸 원치 않는다. 더 많이 버려지는 포도당을 어떻게든 다시 들고 오려고 재흡수 수송체 SGLT2를 더 많이 만들어 낸다. 높은 혈당치를 낮추기 위해 어떻게든 핏속의 포도당을 덜어내면 좋으련만, 우리 몸은 필요 없는 물건을 도무지 버리질 못하는 사람처럼 아끼는 데에만 익숙하다. 어떻게든 포도당을 다시 들고 오려고 애쓰니 혈당치가 낮아질 리 없다.

SGLT2 억제제는 이렇게 인체가 소변으로 버린 당을 다시 가지고 들어오는 걸 막아서, 혈당치를 떨어뜨리는 약이다. 소변 속 당의 양은 도리어 많아지니까 당뇨 자체는 오히려 더 심해진다고 볼 수

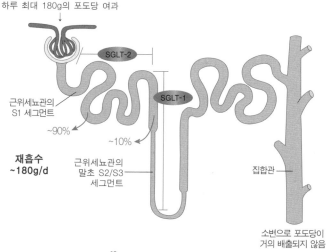

하루 최대 180g의 포도당 여과

SGLT-2

근위세뇨관의
S1 세그먼트

~90%

SGLT-1

~10%

재흡수
~180g/d

근위세뇨관의
말초 S2/S3
세그먼트

집합관

소변으로 포도당이
거의 배출되지 않음

신장과 글루코스 항상성 유지[19]

있다. 이 약의 기전이 역발상처럼 보이는 이유이다. 하지만 소변으로 여분의 당이 제거되는 만큼 당뇨병 증상은 개선된다. 췌장에서 분비하는 인슐린의 작용과 관계없이 혈당을 낮춘다는 장점이 있다. 이에 더해 혈압이 약간 떨어지고 체중 또한 감소하게 된다. 혈압이 낮아지는 것은 소변 속 포도당 농도가 상승하면서 삼투성 이뇨제와 같은 효과가 나타나기 때문이다. 체중이 감소되는 이유는 이 약을 복용하면 평소보다 소변으로 버리는 당의 양이 늘어나는 현상과 관련이 있다. 빠져나가는 포도당의 양은 하루 70~90g, 열량으로 환산하면 280~360kcal 정도가 된다. 체중 감량을 위해 따로 노력하지 않아도 하루 밥 한 공기만큼을 줄이게 되는 셈이다. 실제로 체중이 2~3kg 감소한다.

SGLT2 억제제가 약으로 개발된 배경에는 흥미로운 이야기가 있다. 당뇨 증상을 심하게 만드는 역발상으로 당뇨병을 치료하는 이 약이 개발된 것은, 드물게 나타나는 유전자 변이로 인해 SGLT2 수송체가 정상적으로 작동하지 않아 심한 당뇨를 경험하는 사람들에 대한 연구 덕분이다. 과학자들은 이들 유전자 변이를 지닌 사람에 대해 수십 년 동안 추적 연구하여 그들이 희한하게도 소변 속 당 배출 외에 심각한 건강상의 문제나 합병증을 겪지 않는다는 사실을 발견했다. 이를 통해 SGLT2 수송체를 당뇨병 치료의 타겟으로 삼아도 되겠다는 생각을 하게 되었던 것이다. 인체가 어떻게 작동하는지, 그리고 특정 질환이 어떻게 발생하는지에 대해 더 잘 알게 되면 밝혀낸 사실을 통해 새로운 약을 개발할 수 있다. 그렇게 세상에 나온 신약은 반대로 우리 몸에 대해 새로운 사실을 알려주기도 한다.

소변으로 당을 내버릴 때 나타나는 열량 제한 효과

SGLT 수송체는 주로 신장에만 발현된다. 그러니 SGLT2 억제제의 효과도 대부분 소변으로 빠져나가는 포도당의 양을 늘리는 것과 관련된다고만 생각하기 쉽다. 하지만 SGLT2 억제제는 신장 외의 여러 장기에서 다양한 효과를 나타낸다. 심부전을 줄여주고 심혈관 사건을 줄여주며 뇌세포에서 미토콘드리아의 기능을 향상시키고 아밀로이드 플라크가 쌓이는 것을 줄여준다. 기도의 염증을 줄여주고 딱딱해진 혈관이 탄력을 되찾도록 도우며 혈관 내피의 기능을 향상시킨다. 우리 몸이 받는 산화 스트레스$_{oxidative\ stress}$를 줄이고 염증을 낮춰준다. 췌장의 베타세포에서 인슐린 분비는 줄이고 글루카곤 분비를 늘려준다. 이렇게 다양한 효과가 나타나는 것은 SGLT2 억제제가 우리 몸을 단식을 할 때와 비슷한 상태로 전환시키기 때문이다.

SGLT2 억제제는 지방 분해를 촉진시키고 백색 지방이 갈색 지방으로 변환되는 것을 도와주며 전체적으로 에너지 소비량을 늘려준다. 이런 효과는 쉽게 얻을 수 있는 게 아니다. 갈색 지방은 에너지를 생성하고 열을 생산하는 지방을 말한다. 갈색 지방 세포에는 에너지 생성을 위해 미토콘드리아가 많이 들어 있다. 미토콘드리아에는 에너지 생성을 위해 철이 많이 들어 있으므로 이를 많이 함유한 지방 세포는 갈색을 띠게 된다. 닭 한 마리의 다리살과 가슴살을 비교해 봤을 때 다리살이 보다 진한 색인 것이 바로 이런 이유 때문이다. 장시간 몸의 무게를 지탱해야 하는 다리 부위의 근육에는 가슴 부위보다 미오글로빈이 풍부하다. 미오글로빈에도 철이 많이 들어 있기 때문에 붉은색을 띠게 된다.

갈색 지방은 에너지 소비를 증가시킬 수 있으므로 기왕 지방을 가지고 있으려면 갈색 지방을 더 많이 지닐수록 좋다. 하지만 갈색 지방은 주로 신생아에게 많이 발견되며, 성인의 경우는 상대적으로 적은 편으로 극히 소량이다. 성인의 경우는 에너지 저장을 위한 백색 지방이 지방 조직의 대부분을 차지한다. 텔레비전 방송이나 유튜브 등에 나온 전문가들이 갈색 지방을 늘리는 식품이라며 사과, 녹차, 고추를 들고 설명하는 걸 자주 본다. 이런 방송은 대개 특정 식품을 미는 판매사의 협찬이 들어간 것으로 사과, 녹차, 고추 다음에 나오는 비밀의 식품의 효능을 과장하기 위한 경우가 대부분이다. 하지만 이들 식품을 먹는다고 해서 갈색 지방을 의미 있는 정도로 늘리기는 어렵다. 고추 속에 들어 있는 캡사이신이나 캡시노이드 추출물에 갈색 지방을 약간 증가시키는 효과가 나타나긴 하지만 건강상 차이를 느낄 수 있을 정도는 아니다.

식품을 먹고 살이 찌기는 쉽지만 살을 빼기는 어렵다. 백색 지방이 갈색 지방으로 바뀌고 갈색 지방이 활성화되도록 만드는 방법으로 그나마 신빙성이 있는 것은 우리를 추위에 노출시키는 것이다. 갈색 지방은 에너지를 소비하여 열을 생성하는 역할을 수행하므로 추운 환경에 노출될 경우 더 활발하게 작동한다. 개인차가 있긴 하지만 여러 연구 결과를 통해 추위에 노출될 때 갈색 지방이 빠르게 작동하며 갈색 지방 세포 수와 기능이 증가한다는 사실이 밝혀졌다. 건강한 20대 성인을 15~16℃ 정도의 저온에 하루 6시간씩 10일 동안 노출시켰을 때 갈색 지방의 양과 활성 수준이 모두 증가했던 연구 결과도 있다.[20] 겨울철 실내 온도를 굳이 너무 높게 유지하는 것보다는 조금 춥게 생활하는 것도 좋을 수 있다는 이야기이다. 하지만 추위에 노출된다는 게 쉬운 일은 아니다. 대개 이런 식으로 추위에 피험자를 노출하는 연구에 참여자가 많지 않은 것만 봐도 그렇다.

소식, 단식을 통한 섭취 열량 제한으로 사람의 갈색 지방을 늘릴 수 있는지는 아직 분명히 모른다. 일부 연구에서는 섭취 열량 제한이 전체적으로 대사 기능을 향상시켜 갈색 지방 양을 늘리는 데 도움이 되는 것으로 나타났다. 생쥐를 대상으로 실험한 결과, 섭취 열량 제한이 백색 지방을 베이지색 지방으로 바꿔주는 것으로 관찰되었던 것이다.[21] 적게 먹으면 백색 지방이 갈색 지방 세포와 유사한 성질을 가지도록 바뀌게 될 수 있다는 의미이다. 같은 연구에서 생쥐가 나이 들수록 지방 세포가 커지고 백색 지방이 베이지색 지방으로 바뀌기 어려워지는 경향이 발견되기도 했다. 동물실험 결과를 사람에게 그대로 적용할 수는 없지만 중장년층에게 소식이 대사 건강을 향상시키고 갈색 지방 조직을 증가시키는 데 도움이 될 거라는 추측이 가능하다. SGLT2 억제제는 이런 추측에 힘을 더해준다. 실제로 SGLT2 억제제 중 하나인 엠파글리플로진을 생쥐에게 투여하자 에너지 소비, 지방 이용이 늘고 갈색 지방 조직이 증가했다.[22]

SGLT2 억제제가 나타내는 다양한 효과 중에서도 가장 주목받는 것은 심장과 신장을 보호하는 효과이다. 여러 건의 대규모 무작위 임상시험에서 이 약을 복용한 사람들은 심근경색으로 인한 입원 위험이 30%까지 낮아지고 심혈관 문제로 사망할 위험도 줄어드는 것으로 나타났다.[23] 특히 이미 심장 기능이 저하된 사람들의 경우에 이런 효과가 두드러졌다. 그런데 이 같은 유익한 효과는 이 약이 소변으로 포도당을 더 많이 배출시키고 혈당을 낮추는 식으로 작용한다는 것만으로 예상할 수 있는 범위를 크게 웃돈다. SGLT2 억제제를 사용하면 신장병 위험도 줄어들어서 신장 이식이나 투석을 해야 할 필요가 감소하고 신장 질환으로 사망할 위험도 낮아진다. 이런 유익한 효과는 심지어 신장 기능이 상당히 저하된 사람에게서도 관찰할 수 있다. 대체 SGLT 억제제가 이렇게 심장과 신장을 보호하는 효과를 낼 수 있는 이유는 무엇일까?

처음에 과학자들은 SGLT2 억제제가 지방을 더 많이 태워서 케톤을 만들어 내기 때문이라고 추측했다. 케톤체가 생기면 심장과 신장에 덜 부담을 주는 더 나은 에너지원으로 작용한다는 설명이다. 하지만 연구 결과는 이와 반대로 나타났다. 당뇨로 인해 스트레스를 받은 상태에서 심장은 이미 케톤체를 우선적 에너지원으로 사용하게 되는데, 혈중에 케톤이 많아지면 이로 인해 신장에 부담이 가중되어 오히려 당뇨로 인한 신장 질환이 악화된다.[24] 결국 과학자들은 처음에 세웠던 케톤 가설을 버리고 새로운 가설을 세우게 된다. SGLT2 억제제가 심장과 신장에 유익한 효과를 내는 이유에 대해 현재 가장 유력한 가설은 이들 약물이 소식의 효과를 흉내 내기 때문이라는 것이다.

노화는 양방향이다

소식 또는 단식의 효과를 흉내 내는 약물이 어떻게 건강에 유익한 효과를 낸다는 건지 직관적으로 이해하기는 어렵다. 우선 노화로 인해 일어나는 현상이 모두 기능의 퇴행이나 기관, 조직의 퇴화를 뜻하는 것은 아니라는 것을 생각하면 도움이 된다. 일부 조직과 장기는 분명히 나이 들수록 줄어든다. 가령 근육량은 사람마다 차이가 있지만 일반적으로 30대 후반부터 줄어든다. 근육량은 40대부터 50세가 될 때까지 1년에 1~2%씩 줄어들며 근육의 질도 떨어진다. 소고기 마블링처럼 지방이 근육 속으로 침투한다. 50대부터는 골격근을 지배하는 신경마저 줄어들면서 근력이 더 감소하는 것을 체감하게 된다. 하지만 노화는 양방향으로 일어난다. 말하자면 나이 든다고 인체의 세포들이 모두 일손을 놓는 게 아니라, 일부 세포는 너무 열심히 일하기도 한다는 것이다. 그런데 세포의 수가 지나치게 늘어나거나 세포들이 과하게 일하는 것 또한 문제가 될 수 있다는 이야기이다.

전립선비대증은 60대 이상 중노년 남성들에게 많이 나타나는 질병으로, 흔히 노화와 관련이 있다고 여겨진다. 전립선을 구성하는 일부 세포가 남성호르몬(DHT)에 대한 반응으로 과도하게 증식하여 전립선 크기가 커진다. 그런데 전립선비대증이 생기는 근본적인 원인은 아직 분명하지 않다. 일단 전립선비대증은 DHT 생성을 줄이는 약을 쓰면 증상이 나아지기는 한다. 그런데 전립선비대증을 가지고 있다고 해서 특별히 테스토스테론, DHT 같은 남성호르몬 혈중 수치가 더 높게 나오진 않는다. 테스토스테론 수치가 높은 것은 오히려 전립선비대증이 생길 위험이 줄어드는 것과 연관되는 것으로 나타났다.

많은 과학자들이 전립선비대증처럼 세포 증식이 과도해지는 것이 영양 과잉과 관련되어 있다고 생각하고 있다. 실제로 비만, 내당능 장애, 이상지질혈증, 고혈압과 같은 대사성 질환이 전립선비대증이 생기는 것과 연관된다. 대사증후군이 있는 남성은 그렇지 않은 사람보다 전립선이 더 빠르게 커진다는 연구 결과도 있다. 반대로 대사증후군이 없는 남성의 경우 전립선비대증이나 관련 증상이 나타나는 비율이 적다. 이렇게 되는 원인 중 하나로 인슐린 저항성과 그로 인해 인슐린이 과도하게 분비되는 것을 지목하는 연구자들도 있다. 간단히 요약하면 영양 과잉이 계속되면 불필요한 방향으로 에너지를 사용하게 만들어 전립선비대증 위험이 커진다는 것이다. 그렇다면 섭취 열량 제한이 전립선비대증 개선에 효과가 있을 것인가? 이에 대해서는 스페인에서 임상시험이 진행 중이다. 결과를 기다려 봐야겠다.

섭취 열량 제한과 절전 모드

소식의 효과가 나타나는 기전은 조금 복잡하다. 스마트폰 배터리를 생각해 보자. 내가 사용하는 스마트폰은 배터리 잔량이 20% 이하로 떨어질 경우 절전 모드를 켤 것인가 여부를 물어본다. 절전 모드에서는 전화기를 완전히 충전할 때까지 다운로드나 메일 가져오기와 같은 백그라운드 작업이 일시적으로 줄어든다. 사진을 클라우드에 올려 동기화하는 일도 중단된다. 이렇게 절전 모드에 들어가면 전력 사용이 줄어드는 만큼 스마트폰이 켜져 있는 시간이 더 길어진다. 인체 또한 이와 비슷하다. 쓸 수 있는 에너지, 즉 섭취 열량이 줄어들면 그에 맞춰서 에너지 소비량을 줄인다. 하지만 인체와 스마트폰에는 결정적 차이가 있다. 우리는 살아 움직이는 생물이다. 인체를 구성하는 세포는 그저 에너지 소비량을 줄이는 데서 멈추지 않는다. 이용 가능한 영양분이 모자라면 그에 맞춰 대응

책을 낸다. 열량 부족이 감지될 경우 인체 세포는 세 가지 스위치를 켜고 끄는 방식으로 낮은 에너지 상태에 적응한다. 이들 세 가지 스위치는 서투인, AMPK, mTOR이라는 효소이다. 생소한 이름일 수도 있겠지만 이 세 가지 효소에 대해서 잘 기억해 두면 소식이 왜 건강에 유익한지 이해하는 데 큰 도움이 된다.

서투인은 세포 내에서 산화물질, 즉 활성산소종이 얼마나 많이 생겨나는지 감지하고 산화 스트레스가 지나치지 않도록 조절하는 기능을 수행한다. 서투인은 세포 내에서 NAD_{Nicotinamide Adenine} _{Dinucleotide}라는 물질이 얼마나 많고 적은지에 따라 활성이 달라진다. NAD에는 산화형, 환원형의 두 가지 상태가 존재하는데 이들 중에서 서투인은 산화형, 즉 NAD+에 민감하게 반응한다. 이 책에서는 간단히 NAD로 쓴다. 세포 속에 NAD가 많으면 서투인의 활성이 증가한다. 서투인이 활성화한다는 것은 세포의 발전소인 미토콘드리아의 활성이 높아져 세포의 에너지대사가 개선되고 산화 스트레스에 대해 세포가 저항력을 가지게 되며 DNA 손상을 수리할 수 있는 능력도 나아진다는 의미이다. 서투인은 세포 내의 항산화물질 양을 늘려 산화 스트레스를 줄이고 이에 더해 활성산소종 때문에 나타나는 과잉의 염증 반응이 억제되도록 세포 속 대사의 균형을 잡아준다. 소식을 통한 섭취 열량 제한은 세포 내에서 NAD 수준을 높이는 방법이다. 열량 제한에 따른 에너지 부족으로 인해 세포가 스트레스를 받으면 NAD가 더 많이 생기는 방향으로 변화가 일어난다.

AMPK_{AMP-activated protein kinase}는 그대로 풀어쓰면 AMP-활성 단백
질 인산화효소라는 뜻이다. 이 이름만으로는 무슨 일을 하는 효소
인지 알기 어렵다. 쉽게 말해 우리 몸이 활동하는 데 있어 필수적인
에너지원이 ATP이며, ATP의 에너지가 소모되는 과정에서 ATP는
AMP로 변한다. 즉, AMP가 너무 많다는 것은 신체 내에 에너지가
부족한 상황이라는 뜻이다. AMPK는 세포 내에서 ATP와 AMP의
균형을 파악함으로써 이러한 에너지 상태를 감지한다. 에너지 공
급이 부족할 때 AMPK는 세포가 에너지를 더 많이 만들고 에너지
소비를 줄여주는 방향으로 갈 수 있도록 이끌어 준다. 세포가 지방
산과 포도당을 대사하여 에너지 생산을 늘리도록 하고 반대로 지
질, 단백질을 만들어 내는 과정은 억제하여 에너지를 절약하도록
하는 것이다. 산화 스트레스가 증가할 때 그대로 방치하면 염증이
증가하고 세포 사멸이 촉진되겠지만 AMPK가 이렇게 개입하면 상
황이 개선된다. AMPK와 서투인은 인체가 에너지 사용은 늘리고
에너지 저장은 막는 방향으로 적응하도록 도와 기근의 시기를 이
겨낼 수 있도록 해준다. 물론 생명체가 적응할 수 있는 스트레스에
는 한계가 있다. 버틸 수 있는 범위 내에서 소식과 열량 제한이 유
익한 것과는 반대로 영양실조가 될 정도로 굶는 것은 위험하다. 극
복하기 어려운 정도의 극심한 스트레스는 득보다 실이 많으며 결
국 생명체를 사망으로 몰고 갈 수 있다.

　　그러나 적당한 수준의 스트레스는 우리를 더 건강한 상태로 회

복시킬 수 있다. 운동을 전혀 하지 않던 사람이 근육을 자극하는 활동을 하기 시작하면 처음에는 더 힘들다. 하지만 운동으로 스트레스 자극을 받은 몸이 회복하는 과정에서 더 건강해진다. 이런 일은 세포 수준에서도 일어난다. 이른바 자가포식autophagy이다. 자가포식이란 말 그대로 자신을 먹는다는 의미이다. 서투인과 AMPK가 활성화되면 세포에게 자가포식을 하라는 메시지를 보낸다. 세포가 에너지가 부족한 힘든 시기를 버티기 위해 자신의 구성 요소를 분해하고 소화해 에너지를 얻으면서 견디는 것이다. 이 과정에서 분해하고 재활용하는 요소는 주로 세포에게 덜 중요한 것들이다. 오래된 세포의 구성 요소나 손상된 부분을 제거하고 여기에서 에너지를 회수하고 재활용하므로 자가포식은 세포가 건강을 유지하고 생존하는 데 유리한 방향으로 작용한다.

자가포식하는 세포의 소화 및 재활용 센터 역할을 하는 것이 바로 세포 속에 있는 리소좀이라는 소기관이다. 리소좀 속에는 강력한 소화효소가 들어 있어서 세포 속의 손상된 미토콘드리아, 오래된 단백질 같은 불필요한 구성 요소를 가져다가 분해한다. 이 과정에서 글리코겐의 형태로 저장된 탄수화물과 지질이 대사되어 세포가 필요로 하는 에너지를 공급한다. 자가포식 과정을 통해 손상된 미토콘드리아와 제대로 작동하지 않는 구성 요소를 제거하면 그와 함께 산화 스트레스와 염증도 줄어든다. 그만큼 세포가 살아남고 정상적으로 작동할 가능성도 높아진다.

그런데 자가포식 쪽으로 스위치가 켜지려면 다른 스위치가 하나 꺼져야 한다. 그런 스위치 역할을 하는 효소가 TOR이다. 사람의 경우는 여기에 포유류mammalian라는 뜻의 m을 앞에 붙여 mTOR이라고 부른다. mTOR은 세포가 이용할 수 있는 아미노산의 양이 충분할 때 활성화하여 단백질을 만들게끔 한다. mTOR 스위치가 내려가면 세포는 절전 모드와 비슷한 상태로 들어가 그동안 쌓인 쓰레기를 청소하면서 낡고 손상된 단백질을 재생한다. 자가포식을 가동한 세포는 더 건강해진다. 산화 스트레스가 줄어들고 미토콘드리아 구조와 기능이 정상화되고 염증이 감소한 세포는 이제 에너지를 더 효율적으로 사용할 수 있게 되고 스트레스에도 더 잘 견딜 수 있게 된다.

인슐린은 이러한 자가포식이 일어나지 않도록 억누르는 방향으로 작용한다. 또한 2형 당뇨병으로 혈중에 포도당이 넘쳐나면 세포는 이를 영양 과잉 상태로 받아들이고 자가포식이 억제되는 쪽으로 반응한다. 이렇게 자가포식이 억눌린 상태가 계속되면 당뇨병 환자에게 흔히 나타나는 신장질환, 심장질환 유발 위험이 커진다는 게 과학자들의 추측이다. 자가포식이 억제되면 심근 세포가 오작동하고 염증이 증가하여 심장질환을 유발할 위험이 높아진다. 마찬가지로 당뇨로 인한 신장병 역시 신장세포 내에서 자가포식이 제대로 이뤄지지 않은 결과로 추측된다. SGLT2 억제제는 이와 반대로 세포에서 서투인, AMPK를 활성화하고 mTOR 스위치를 끄는 방향으로 작용하여 마치 세포가 단식과 비슷한 상태에 놓이게 만든다. 연구에 의하면 이 약물은 섭취 열량 제한의 효과를 흉내 내는 방식으로 심장과 신장에 유익한 효과를 나타낸다. 이런 단식 모방의 관점에서 SGLT2 억제제의 작용 기전을 제대로 이해할 수 있다.[25]

실제로 SGLT2 억제제가 이렇게 자가포식을 활성화하는 효과는 혈당이나 인슐린에 미치는 영향과는 별개이다. 이들 약물이 에너지 부족으로 인한 절전 모드를 자극하는 효과는 SGLT2 수용체가 발현되지 않는 장기에서도 나타난다. SGLT2 억제제는 세포가 에너지 부족 상황에 있다고 착각하게만 만드는 게 아니라 산소도 부족한 것처럼 잘못 감지하게 만든다. 그 결과 이들 약물을 사용하는 사람에게서는 적혈구 생성이 증가한다. 이를 역이용하여 적혈구가 더 많이 만들어지는지 확인하는 방법으로 SGLT2 억제제가 심부전 위험을 감소시킬 가능성이 얼마나 높은지 예측하기도 한다. 적혈구가 더 많이 만들어질수록 SGLT2 억제제가 제대로 효과를 내고 있다는 의미가 된다.

약이 체중과 식욕에 미치는 영향

SGLT2 억제제를 사용하면 체중이 줄어든다. 그런데 이때 체중 감량의 폭은 예상보다 적게 나타난다. 약을 사용하면 소변으로 배출되는 포도당의 양은 하루 70~90g, 열량으로 환산하면 280~360kcal

이다. 과학자들은 이 정도로 열량 손실이 유지되면 24주 동안 약을 먹을 경우 체중이 약 7kg 정도 감소할 것으로 예측했다. 하지만 실제로는 체중이 2~3kg 감소하는 데 그친다.[26] 이렇게 체중 감소가 예상보다 적게 나타나는 이유는 뭘까? 처음에 과학자들은 SGLT2 억제제 복용 중에 식욕이 증가하기 때문이라고 생각했다. 열량이 빠져나간 만큼 메꾸려고 더 많이 먹게 되고, 이로 인해 살이 덜 빠진다는 이야기이다. SGLT2 억제제를 사용하는 사람들이 섭취 열량을 13% 정도 늘리기 때문에 체중 감량이 예상치보다 줄어든다는 연구 결과도 있다.[27] 물론 이와 달리 약 복용 중에도 식욕에 별다른 변화가 없다는 연구 결과도 있다.

2022년 영국에서는 SGLT2 억제제 중 하나인 엠파글리플로진을 사용할 때 정말 식욕이 늘어나는지, 68명의 성인을 대상으로 연구를 진행했다.[28] 1그룹은 위약(플라세보, 즉 가짜 약)만을 복용했고, 2그룹은 위약을 복용하고 열량 제한을 병행했다. 3그룹은 SGLT2 억제제(엠파글리플로진 25mg)를 복용했고, 4그룹은 SGLT2 억제제와 열량 제한을 병행했다. 이렇게 네 가지 조건에 따라 체중과 식욕이 어떻게 달라지는가 관찰했으며, SGLT2 억제제로 손실되는 열량이 360kcal라는 점을 감안하여 2그룹과 4그룹의 섭취 열량도 이와 동일하게 360kcal를 줄이도록 했다. 선입견에 결과가 영향받지 않도록 무작위배정 이중맹검 임상시험으로, 참가자와 연구자 모두 어느 쪽 참가자가 진짜 약 또는 가짜 약을 받았는지 알 수 없게 했다.

시험 결과 체중 감소는 1그룹이 0.44kg으로 제일 적었고, 2그룹이 1.91kg, 3그룹은 2.22kg으로 나타났다. 감량 폭이 제일 컸던 것은 5.74kg을 기록한 4그룹이었다. 하지만 참가자들이 주관적으로 느낀 식욕 변화나 포만감, 식욕을 조절하는 호르몬 수치에는 그룹 간에 특별한 차이가 없었다.

SGLT2 억제제를 투약한 그룹과 그와 동일한 수준으로 섭취 열량을 제한한 그룹 양쪽 다 비슷한 수준의 체중이 감량되는 것으로 그쳤다. 단순 계산으로는 이렇게 열량을 제한하면 시험 기간인 24주 동안 7kg은 감량되었어야 맞는다. 그런데 공통적으로 2kg 내외의 효과만을 보였던 것이다. 혹시 애초부터 열량이 소모된 만큼 살이 빠진다는 생각이 잘못되었던 것은 아닐까?

CICO_{calorie-in, calorie-out} 원칙에 따르면 음식을 통해 섭취한 열량과 활동이나 기초대사를 통해 소비한 열량 사이의 차이만큼 살이 찌거나 빠진다. 섭취 열량보다 소비 열량이 많으면 체중이 줄고, 섭취 열량이 소비 열량보다 많으면 체중이 늘어난다. 하지만 인체는 복잡한 피드백 시스템을 가동하여 체중을 조절한다. 체중 변화는 단순히 섭취 열량과 소비 열량의 차이로 예상할 수 있는 게 아니다. 만약 체중이 그런 단순 계산에 따라 변화한다면 하루 맥주 한 잔 분량만큼 열량을 과잉 섭취하는 사람의 체중은 1년 사이에 10kg이 증가해야 맞는다. 맥주 500cc의 열량이 250kcal라면 이를 1g당 9kcal인 지방으로 환산할 경우 약 28g이다. 여기에 365일을 곱하면 10kg이 넘는다. 하지만 실제로는 1년에 1~2kg이 증가하는 데 그친다. 인체가 장기적으로 체중을 조절하기 때문이다. 마찬가지로 SGLT2 억제제로 소모되는 열량이 하루 밥 한 공기 분량이라고 해도 실제 감량 폭은 단순 계산으로 예상할 수 있는 수치의 절반에 못 미칠 수 있다. SGLT2 억제제 복용 시 체중 감량이 예상보다 적은 이유에 대해서는 앞으로 더 많은 연구가 필요하겠지만 이런 현상이 어느 정도 예상할 수 있는 일이라는 말이다.

SGLT2 억제제가 알려주는 것

방송에서 SGLT2 억제제와 같은 약의 장점에 대해 이야기하면 "그 약 무슨 약이냐", "당장 나도 그 약을 써봐야겠다" 하는 반응을 많이 보인다. 하지만 SGLT2 억제제는 아직 역사가 짧다. 이들 약 중에서 제일 먼저 미국 FDA에서 승인된 인보카나(카나글리플로진)가 사용된 지 이제 고작 10년째이다. 새로운 약일수록 임상 경험과 부작용에 대한 이해가 부족하다. 여러 단계의 임상시험을 거쳐 신약으로 승인된 약이라고 해도 부작용에 대한 정보는 충분치 않다. 연구에 참가하는 사람 수는 한정적이어서 수백만, 수천만 명이 약을 실제로 사용할 경우 나타나는 모든 부작용을 예측할 수는 없기 때문이다. 그래서 신약은 시판된 뒤에도 부작용이나 새로운 효능이 있는지 계속 조사할 필요가 있다. PMSPost Market Surveillance(시판 후 조사)라고 하여 신약이 시판된 뒤에도 4~6년 동안 600~3,000명의 환자에 대해 약 사용 뒤에 나타난 부작용이 있는지 검토하는 것이다.

SGLT2 억제제도 부작용이 없는 약은 아니다. 소변량 증가와 소변 횟수 증가, 생식기 진균 감염, 요로 세균 감염과 같은 부작용이 있을 수 있다. 소변으로 포도당이 더 많이 빠져나가니까 세균이나 진균과 같은 미생물 감염 위험을 높일 수 있다. 이 약을 사용하는 중에는 지방을 에너지원으로 더 많이 사용하게 되므로 핏속에 케톤의 양이 늘어날 수 있다. 이로 인해 드물지만 당뇨병성 케톤산혈증 부작용도 있을 수 있다.

SGLT2 억제제를 써도 별 효과를 보기 어려운 경우도 있다. 기본적으로 이들 약은 신장에 작용해서 효과를 나타내는 약이다 보니 신장기능이 너무 심하게 저하된 환자들에게는 효과를 나타내기 어렵다. 당뇨병 환자, 특히 혈당 조절이 어렵거나 심혈관질환을 동시에 가진 환자는 원래 감염과 궤양 위험이 높다. 그런데 SGLT2 억제제 중에서도 카나글리플로진에 의한 발가락 절단 위험이 높아질 수 있다. 이러한 부작용이 명확하게 약물에 의한 것인지 인과관계는 아직 분명치 않다. 다파글리플로진와 엠파글리플로진 등 다른 SGLT2억제제를 이용한 임상시험에서는 이러한 위험이 높아지지 않았다. 아직 임상 자료가 축적되지 않은 만큼, 다른 SGLT2 억제제에서도 동일한 위험이 높아질 가능성을 배제할 수 없다. 하지만 이런 부작용을 실제로 경험하는 환자의 비율은 매우 낮다. 약의 부작용보다 당뇨병 환자의 치료에 있어서 얻을 수 있는 이득이 훨씬 커서 SGLT2 억제제는 계속 사용되고 있다.

과거에 당뇨치료제라고 하면 주로 혈당을 얼마나 잘 낮춰주느냐에 초점을 맞췄다. 하지만 최근 10년 동안에 흐름이 크게 바뀌었다. 이제는 약으로 혈당을 조절하는 데 더해 심장마비, 뇌졸중과 같은 심혈관계 질환 위험과 그로 인한 사망률을 얼마큼 낮춰줄 수 있느냐를 중요하게 여긴다. 최근에 개정된 여러 가이드라인에서도 심혈관계에 미치는 이득을 고려해 치료약을 선택하도록 권고하고 있다. SGLT2 억제제, GLP-1 유사체와 같은 새로운 당뇨병 치료제는 그런 면에서 대표적이다. 여기서 주목할 점이 하나 있다. 오젬픽, 마운자로와 같은 GLP-1 유사체 약품은 체중 감소 효과가 두드러지지만 같은 계열의 다른 약도 심혈관계 질환 위험이나 사망률을 떨어뜨리는 데 비슷한 효과를 낸다는 점이다. SGLT2 억제제는 체중 감소 면에서는 GLP-1 유사체에 필적할 정도로 뛰어난 장점이 없지만 뇌졸중, 심장마비, 심부전과 같은 심혈관계 질환 위험 감소 면에서는 유사한 효과를 낸다. SGLT2 억제제가 신장을 보호하는 효과는 당뇨병 환자에게만 국한된 게 아닌 걸로 보인다. 6,609명의 환자를 대상으로 한 임상 연구에서 당뇨병 없이 만성 신장 질환을 앓고 있어서 단백뇨가 나타나는 환자에게 이 약을 투여하면 신장 기능 저하를 늦출 수 있는 것으로 나타났다.[29]

흥미로운 점은 이들 약의 효과가 단순히 체중을 줄이는 정도에 국한되지 않는다는 점이다. SGLT2 억제제의 경우 체중은 2~3kg

줄어들고 약 복용 중에 그 정도로 빠진 상태가 유지될 뿐이다. GLP-1 유사체 중 하나인 트루리시티(둘라글루타이드)는 26주 사용할 경우 3㎏ 정도가 줄어드는 정도로, 체중 감량 효과가 완만하다. 체중을 엄청나게 줄이지 않아도 당뇨병 환자들에게 심혈관계 질환 위험과 사망률을 감소시키는 효과를 낸다는 것은 이들 약이 체중 감소보다 섭취 열량 제한의 효과를 흉내 내는 방식으로 유익을 가져오는 거라는 가설에 설득력을 더해준다. 인체는 소식할 때 더 건강하며 오래 살 가능성이 높다는 것이다.

그렇다면 SGLT2 억제제와 GLP-1 유사체가 당뇨병 환자가 아닌 건강한 성인에게도 동일하게 유익한 효과를 줄 수 있을까? 너무 앞서가지 말자. 위고비(세마글루타이드) 같은 GLP-1 유사체가 체중 감량 용도로 승인받긴 했지만 이들 약물은 주로 당뇨병 환자를 위한 처방약이다. 아직 이 질문에 대한 답은 모른다. 대다수가 사용할 수 있는 약이 되기엔 이들 약물은 역사도 짧고 가격도 비싼 편이다. 하지만 오랫동안 사용되어 왔으며 소식의 효과를 흉내 내는 약이 있다. 바로 메트포르민이다.

"아~ 당 떨어진다"에서 시작하는 간식 시간은 이제 그만
소식을 돕는 혁신적인 도구, IoB

간헐적 단식이 효과를 내려면 공복을 유지하는 동안 혈당을 낮게 유지해야 한다. 혈당이 낮은 채로 있어야 지방을 에너지원으로 사용하고 인슐린 민감도를 높게 유지하면서 자가포식을 자극하는 방향으로 인체가 기능하도록 도울 수 있기 때문이다. 혈당치가 높으면 염증과 산화 스트레스가 증가하며 혈관 건강에도 악영향을 끼친다. 혈당을 낮게 유지하려면 음식을 안 먹고 버티거나 또는 음식을 먹더라도 당 수치에 영향을 주지 않을 정도로 적게 먹어야 한다.

내 경우, 그릭요거트 크게 한 숟가락, 올리브유 작게 한 숟가락, 블랙커피 한 잔을 먹고 나면 오전 11시까지는 시간이 금방 지나간다. 반드시 그릭요거트와 올리브유가 아니어도 저탄수화물, 고지방, 고단백질 식단으로 아침식사를 하면 저지방 식단에 비해 하루 중 혈당치 변화 폭을 줄이고 안정화하는 데 도움이 된다.[30] 배가 고프면 당근 스틱을 몇 개 집어 들거나 우유를 한 잔 마시기도 한다. 간헐적 단식 같은 다이어트를 유지하는 사람에게는 이렇게 적은 양의 음식을 먹는 것도 심리적 부담이 될 수 있다. 이런 불필요한 부담을 떨쳐버리고 내가 약간의 간식을 하며 버틸 수 있는 건 연속 당 측정 시스템이라는 의료기기의 도움을 받을 수 있기 때문이다.

연속 당 측정 시스템은 원래 당뇨병 환자를 위한 웨어러블 디바이스로 개발되었다. 위팔 뒤쪽 피부에 500원 동전보다 조금 크고 동전 2.5개를 겹친 두께의 센서를 위팔 아래 삼두박근 쪽으로 붙이고 스마트폰으로 당 수치를 확인할 수 있다. 이 센서를 착용하고 있는 동안은 혈당치 확인은 쉽고 간단하다. 체크하고 싶을 때마다 그저 스마트폰을 센서 가까이 가져다 대면 된다. 정상 혈당치는 공복에는 70~100mg/dL, 식후 2시간에는 140mg/dL이다. 일상에서 당이 떨어진다며 뭔가 먹어야겠다고 말하는 경우를 많이 보지만 실제로 당이 떨어져서 배가 고픈 경우는 드물다. 연속 당 측정 시스템으로 확인해 보면 당은 거의 항상 정상 범위를 유지한다. 내려가는 듯하면 간에 저장해 둔 글리코겐으로 혈당치를 다시 정상 범위로 되돌린다.

그러면 당이 떨어진 것도 아닌데 왜 우리는 배고픔을 느끼는 걸까? 바로 호르몬 신호 때문이다. 배고픔을 유발하는 그렐린 호르몬이 증가하면 먹을거리를 찾게 된다. 사람의 식욕은 외부적 신호에 따라서도 움직인다. 그래서 배가 고프지 않을 때도 빵 냄새, 구운 고기 냄새처럼 맛좋은 음식 냄새가 나면 식욕이 솟구칠 수 있다. 감정적으로 스트레스나 불안이 계속되면 기분을 좋아지게 하는 음식을 찾을 수 있다. 때로는 갈증과 배고픔을 혼동하기도 한다.

혈당치를 확인할 수 있는 웨어러블 디바이스를 이용하면 지금 배고픈 상태가 저혈당 때문인지 아니면 다른 원인으로 인한 느낌인지 조금 더 분명히 알 수 있다. 이런 디바이스는 상호 연결되어 사용자의 건강 지표를 수집하고 모니터링하며 결과를 분석하여 건강관리를 도와주므로 IoB_{Internet of Body}라고 부른다. IoB에서 사용하는 다양한 센서는 감각의 확장이다. 우리의 감각만으로는 저혈당이라 배가 고픈 건지 아니면 혈당은 정상 범위인데 배가 고픈 건지 구분하기 어려울 때가 많지만 웨어러블 센서를 사용하면 더 분명히 파악이 가능하게 도와주는 것도 그러한 인간 감각의 확장으로 볼 수 있다.

웨어러블 디바이스에 대한 말은 많지만 이런 기기가 우리의 삶에 어떤 의미가 있는가에 대해서는 분석이 적은 편이다. 이런 장치는 우리의 행동에 변화를 가져온다. 달면 삼키고 쓰면 뱉는다는 말처럼 감각은 행동을 일으킨다. 앞서 설명한 것처럼 웨어러블 센서가 감각의 확장이라면 이런 센서를 통해 확장된 감각도 행동의 변화를 일으킨다. 예를 들어 스마트워치를 차고 있는 사람은 그렇지 않은 사람보다 운동량을 늘릴 가능성이 높다. 스마트워치나 스마트폰에서 오늘의 활동 추세를 알려주면서 목표에 도달하도록 격려하면 걷기나 계단 오르기로 어떻게든 활동량을 늘리려고 시도하게 되는 것이다. 14일 동안 당 측정 센서를 부착하고 있으면서 내 행동에도 몇 가지 변화가 생겼다. 중간에 배가 고파서 간식을 찾을 때 걱정이 줄었다. 초콜릿 한 조각에 우유 반 잔 정도로는 혈당 변화가 크지 않다는 걸 알고 나면서부터 배가 고플 때 무엇을 얼마큼 먹어야 할지 파악하게 된 덕분이다. 또 한 가지 변화는 술을 더 적게 마시게 되었다는 것이다. 술을 마시고 나면 저혈당이 온다는 걸 알게 되었기 때문이다.

당 측정 센서를 착용한 첫날 자다가 새벽에 악몽을 꾸면서 깼다. 꿈속에서 나는 차를 운전해서 비탈길을 올라가고 있었다. 세계에서 가장 가파른 도로를 달려가는 느낌이었다. 평균 경사도 29.3%(16.33°)로 기네스 최고 기록을 가지고 있다는 뉴질랜드 두네딘의 볼드윈 스트리트보다 더 경사진 느낌이었다. 게다가 눈길이었다. 차가 가다가 설 때마다 불안했다. 하지만 의아했다. 왜 숨이 차지? 나는 운전석에서 핸들을 잡고 있을 뿐이고 힘을 쓰는 건 내가 아니라 자동차 엔진일 텐데 말이다. 그제야 꿈이라는 걸 알고 잠에서 깼다.

나는 평소 꿈을 잘 기억하지 못한다. 2~3년에 한 번 있을까 말까 할 정도이다. 그런데 이렇게 꿈을 꾸고 생생하게 기억한 것은 음주로 인한 저혈당이 왔기 때문이다. 저녁식사 뒤에 마신 와인 3잔이 문제였다. 뇌는 자는 동안에도 포도당을 필요로 한다. 자고 있을 때 공복 혈당을 유지하는 역할은 이번에도 간의 몫이다. 글리코겐으로 저장해 둔 탄수화물을 열심히 당으로 분해하여 뇌에 공급한다. 그런데 술을 마시면 간이 알코올을 분해하고 대사하느라 바빠서 간이 글리코겐 분해를 덜 하게 된다. 결과적으로 뇌에 포도당을 제대로 공급하지 못하게 된다. 이로 인해 혈당이 떨어지면 악몽을 꾸게 되는 것이다. 내가 새벽에 가벼운 저혈당이 온 것은 이런 이유에서였다.

음주가 저혈당을 유발할 수 있다는 건 알고 있었다. 하지만 자다가 저혈당으로 악몽을 몸소 체험하는 것은 그런 지식과는 또 다른 차원의 경험이었다. 이후 술을 한 잔 마실 때마다 혈당을 자주 체크했다. 나는 술을 마시면 얼굴이 빨개지는 편인데 이런 사람일수록 알코올의 독성에 취약하다. 술을 한두 잔 마시면 괜찮다고 생각했지만 실제는 그와 달랐다. 식사와 함께 술을 한 잔만 마셔도 짧게 저혈당이 올 때가 있었다. 이런 사실을 알고 나서부터는 주량을 확실히 줄였다. 아주 안 마시는 건 아니지만 전과 비교하면 술 마시는 횟수와 양 모두 3분의 1 수준이다.

스마트폰, 스마트워치, 웨어러블 디바이스를 이용한 디지털 헬스케어라는 말을 들어도 직접 체험하기까지는 솔직히 별 감흥이 없었다. 경험하고 나니 다르다. 건강과 관련한 메시지를 전달하고 행동을 바꾸는 데 제일 어려운 것 중 하나가 인과성을 납득하는 일이다. 웨어러블 디바이스를 착용하면 전문가가 애써 설명하지 않아도 스스로 그런 인과성을 이해하고 행동을 바꿀 수 있다. 아직까지는 사용자가 직접 주기적으로 스마트폰을 팔에 부착한 센서 근처로 가져다 대야 한다는 불편함이 있고, 이를 귀찮아할 경우에는 별다른 효과를 기대하기 어렵다. 하지만 간헐적 단식을 습관으로 만들고 싶은 사람이라면 연속 당 측정 시스템 같은 의료기기의 사용이 초기에 식습관을 세팅하는 데 큰 도움이 된다. 특히 음식별로 먹는 양을 어느 정도로 조절할 경우 혈당 변화 폭이 작아지고 수치가 안정적으로 유지되는지 파악하기에 좋다.

연속 당 측정 시스템를 사용하면 좋은 점 또 한 가지는 언론에 자주 등장하는 음식의 효능에 대해 실제로 그러한지 테스트해 볼 수 있다는 것이다. 예를 들면 미역을 먹으면 혈당 조절에 도움을 준다는 기사가 정말 맞는지 내 눈으로 확인할 수 있다. 미역은 건강식품으로 기사나 방송으로 자주 소개되는 단골손님이지만 내게는 그렇게 느껴지지 않는다. 미역국과 밥, 김치, 김으로 식사한 뒤 15분이 지난 시점 당 수치가 158까지 치솟았다. 미역에 들어 있는 점액다당류 덕분에 미역과 밥을 같이 먹으면 탄수화물의 소화, 흡수를 늦출 수 있다는 말이 있는데, 이건 사실이 아니다. 미역에 점액다당류가 들어 있는 건 맞지만 그건 그냥 미역 속에 들어 있을 뿐이지, 밥을 감싸고 있는 것은 아니다. 미역에 들어 있는 점액질은 미역 속의 당분이 빠르게 흡수되는 것을 막을 수 있을지는 몰라도 밥의 탄수화물이 소화 흡수되는 것을 늦추기는 어렵다.

연속 당 측정기와 같은 웨어러블 디바이스가 더 다양해지고 사용하기 쉬워진다면 지금처럼 무분별하게 음식의 효능에 대해 과장하는 기사와 유튜브 동영상은 설 자리를 잃게 될 것이다. '콩을 매일 먹으면 나타나는 몸의 변화 7가지', '달걀을 매일 먹으면 우리 몸에 생기는 변화'와 같은 제목으로 조회수를 높이려는 기사와 동영상만 사라져도 우리는 훨씬 기분 좋게 음식을 고르고 먹을 수 있을 것이다.

3장

200세까지
살 수 있을까

앞서 살펴본 2015년 《타임》 표지 사진을 다시 떠올려 보자. 표지 속의 아기가 142세까지 살 수 있을지도 모른다는 표제는 많은 사람을 놀라게 했다. 그런데 기사 내용은 더 충격적이었다. 최장 142세라는 놀라운 수명 연장이 절제된 식습관, 낙천적 성격, 규칙적 생활이 아니라 어떤 약을 복용하는 것으로 가능해질 것이라는 이야기였다. 정말 가능할까?[31]

이 과감한 표제는 '라파마이신'이라는 약을 염두에 두고 쓴 것이다. 미국 텍사스대학교 헬스사이언스센터 연구팀이 라파마이신을 투여한 생쥐의 평균 수명을 분석했는데, 이들 연구팀은 라파마이신을 투여한 생쥐가 그렇지 않은 생쥐보다 더 오래 산다는 사실을 발견했다.[32] 그중 UT2598이라는 식별번호를 부여받은 생쥐 한 마리는 생쥐의 평균 수명을 넘은 3세의 나이에도 불구하고 아주 건강했다. 기사에서는 이 쥐가 4세를 넘겨 생존함으로써 실험실 생쥐의 최장수 기록을 깰 수 있을 것을 기대하고 있었다. 실험실 생쥐의 평균 수명은 2.3세, 27개월이다. 그런데 라파마이신을 투여하고 48개월까지 살게 된다면 무려 평균 수명의 1.77배를 더 살게 되는 것이다. 표지 속 아기가 142세까지 살 수 있을 거라는 낙관적 추측은 이를 바탕으로 한 것이다. 언론매체는 대중의 관심을 끌기 위해 과감한 추측을 내놓는 경향이 있다.《뉴욕타임스》2021년 4월 27일 자의 한 기사 제목은 "200세까지 살 수 있을까?"였다. 만일 라파마이신의 노화 억제 기능이 인간에게서도 동일하게 나타난다면, 평균 기대수명이 80세인 인간은 최장 142세까지 수명이 연장될 수 있다고 추론할 수 있다. 80에 1.77을 곱한 단순한 계산이다. 하지만 UT2598이 4세까지 생존했다는 이후 기록은 찾아볼 수 없다. 아마도 기록 달성에 실패한 것 같다.

라파마이신의 험난한 역사

그러나 라파마이신이 생쥐의 수명을 획기적으로 늘릴 수 있는 건 사실이다. 이듬해인 2016년 미국 워싱턴대학교 연구진이 발표한 논문에서 라파마이신을 투여한 실험군 생쥐 중에 제일 오래 산 수 컷이 1,400일, 즉 46개월까지 생존했다고 밝혔다.[33] 라파마이신은 어떤 약이길래 동물의 수명에 이런 영향을 줄 수 있다는 걸까? 이 약이 발견된 역사는 1964년으로 거슬러 올라간다. 이스터섬은 사람 얼굴 모양을 한 거대한 모아이 석상이 섬 곳곳에 세워진 것으로 유명한 곳이다. 바로 이곳에 40여 명의 캐나다 의사와 과학자가 군

함을 타고 가서 섬사람들의 유전, 환경, 흔한 질환에 대해 연구하는 과정에서 흥미로운 사실을 발견했다. 주민들이 맨발로 다니는데도 파상풍에 걸리는 경우가 매우 드물다는 것이었다. 맨발로 걷다 보면 상처를 입을 수 있는데 흙에 존재하는 파상풍 포자가 상처 부위를 통해 들어오면 파상풍을 일으킬 위험이 있다. 파상풍 예방접종을 한 사람이라면 크게 걱정할 일은 없지만, 섬사람들이 그런 백신 접종을 한 건 아니었다.

연구진의 한 사람이었던 몬트리올대학교의 미생물학자 조르주 노그라디Georges Nógrády는 이런 현상에 대해 의문을 품었다. 그는 이스터섬의 토양에 파상풍 포자가 얼마나 들어 있는지 67개의 샘플을 조사했다. 그 결과 67개 샘플 중 단 하나에서만 파상풍 포자를 발견했다. 파상풍의 원인이 되는 파상풍균이 잘 자라지 못하게 방해하는 뭔가가 흙 속에 있는 게 아닐까 추측되었지만 그게 뭔지를 찾기까지는 다시 몇 년의 시간이 흘렀다.

1969년에 토양 샘플을 제약회사 아이어스트Ayerst의 몬트리올 연구소로 옮겨 연구가 계속됐다. 이스터섬 흙 샘플 속의 미생물을 각각 분리하고 배양하여 이들 미생물이 만들어 내는 물질 중에 항균 활성 화합물이 있는지 찾아내는 지난한 과정이었다. 다시 3년의 시간이 흘렀다. 드디어 과학자들은 1972년 이스터섬에서 가져온 흙에 존재하는 스트렙토미세스 하이그로스코피쿠스Streptomyces hygroscopicus라는 세균이 라파마이신이라는 항진균 물질을 만들어 낸다는 사실을 알게 됐다. 진균은 곰팡이, 효모, 버섯 등을 포함하는 미생물군을 말한다. 곰팡이가 주위 세균을 제압해서 자기들만 잘 살아보자고 만드는 물질이 페니실린이라면, 반대로 라파마이신은 세균이 주변의 곰팡이를 잡으려고 만드는 물질인 셈이다. 라파마 이신은 이렇게 이스터섬의 흙에서 처음 발견됐다. 현지인들은 이 스터섬을 '라파 누이Rapa Nui'라고 부르는데, 여기의 '라파'와 이 항생 물질을 만드는 스트렙토미세스균에서 딴 '마이신mycin'을 합쳐 이름 붙였다. 이스터섬에서 세균이 만든 약이라는 의미를 담은 것이다.

라파마이신은 처음에는 항진균제로 개발되었다. 그러나 당시 에는 항진균제로서 이 약에 별 가치가 없다고 생각했다. 무좀을 치 료하는 항진균제야 다른 약이 이미 많이 있었으니까. 하지만 몬트 리올의 아이어스트 연구소에서 라파마이신을 처음 발견한 과학자 수렌 세갈Suren Sehgal은 이 약에 뭔가 있다는 걸 직감했다. 세갈은 라 파마이신에 항진균 효과에 더해 면역억제 효과가 있다는 사실을 알게 되었다. 보통 면역억제제라고 하면 암세포와 싸우는 면역반 응을 억제하니 항암 효과가 있을 가능성은 낮다고 생각하기 쉬운 데 세갈은 그와 정반대의 아이디어를 떠올렸다. 라파마이신이 새 로운 항암제가 될 수도 있다는 생각에 그는 라파마이신 샘플을 미 국 국립암연구소로 보내 항암 효과가 있는지 테스트해 달라고 요 청했다. 세갈의 예상대로 라파마이신에는 정말로 항암 효과가 있 었다. 그때까지만 해도 다른 항암제는 암세포를 파괴하여 사멸시

키는 세포독성 화학요법제가 주류였다. 그런데 라파마이신은 이와
는 다르게 암세포의 성장과 분열을 막아서 항암 효과를 냈던 것이
다. 이렇게 테스트 결과가 성공적이었으니, 곧바로 신약으로 출시
되었을까? 아쉽지만 상황은 그렇게 흘러가지 않았다. 1982년 라파
마이신에 대한 모든 연구가 중단되었다. 제약회사 측에서 몬트리
올 연구소 문을 닫고 인력을 감축하기로 결정했기 때문이다.

　다행히 해고되지 않고 남았던 세갈은 그런 상황에서도 포기하
지 않았다. 라파마이신에 사람의 생명을 구할 수 있는 특별한 잠재
력이 있다고 믿었던 그는 라파마이신을 집으로 가져다가 5년 동안
냉동보관하면서 기회가 오기를 기다렸다. 아니나 다를까 1987년
제약회사 와이어스Wyeth와 아이어스트의 합병을 통해 새로운 제약
회사 와이어스-아이어스트가 탄생했다. 새 제약회사의 연구소에
서는 라파마이신에 관심을 가질지 모른다는 생각에 세갈은 라파
마이신에 대한 프레젠테이션을 할 수 있도록 해달라고 경영진에
요청했고, 그의 청은 받아들여졌다. 마침 다른 제약회사에서 개발
한 사이클로스포린이라는 면역억제제가 블록버스터 신약으로 각
광받고 있던 때였다. 장기이식을 할 때 면역체계에 의해 나타나는
거부반응을 막는 용도로 면역억제제의 수요가 크게 늘었던 것이
다. 와이어스-아이어스트도 이에 맞춰 라파마이신을 면역억제제
로 출시하기로 했다.

　마침내 1999년, 라파마이신은 미국 FDA에서 면역억제제 신약

으로 사용이 승인되었다. 이 과정에서 면역억제제라는 걸 의사, 약사가 더 쉽게 알 수 있도록 라파마이신에 시롤리무스$_{sirolimus}$라는 새로운 이름이 추가되었다. 시롤리무스의 '-imus'는 면역억제제$_{immunosuppressants}$를 뜻한다. 다시 말해 라파마이신과 시롤리무스는 같은 약이다. 면역억제제로 출시된 라파마이신은 성공적인 신약이 되었다. 2009년 거대제약기업 화이자$_{pfizer}$에서 와이어스-아이어스트를 인수했고 이 약은 매년 수백만 달러어치가 판매되어 회사에 커다란 이윤을 안겨줬다. 2021년 제너릭을 포함한 라파마이신의 전 세계 판매액은 약 2억 2,100만 달러(약 2,940억 원)이다. 하지만 라파마이신의 성공은 여기서 끝이 아니다. 이 약물이 어떻게 작용하는지 연구하는 과정에서 이 약에 수명 연장 효과가 있다는 사실이 밝혀졌던 것이다.

그렇다고 《타임》 기사에서 말하는 것처럼 라파마이신이 사람의 수명을 142세까지 연장시켜 줄 수 있다고 단정하는 것은 섣부른 판단이다. 같은 약이라도 쥐와 사람의 반응은 다르게 나타난다. 동물실험에서 기대를 불러일으킨 신약이 사람에게는 무용지물이 되는 경우가 90%가 넘는다. 그래서 건강기능식품의 효과를 선전하는 광고에서 동물실험 결과만을 내세울 때는 의심해 볼 필요가 있다. 라파마이신도 마찬가지이다. 이 약이 실제로 사람의 수명을 연장시켜 줄 수 있는지 확인하려면 사람을 대상으로 연구해야 하는 것이다.

그런데 이게 어렵다. 사람처럼 수명이 긴 동물을 대상으로 수명 연장 효과를 실험하기 위해서는 실험 기간이 수십 년 이상 걸린다. 엄청난 시간과 비용을 투자해야 하는 것이다. 더군다나 사람을 대상으로 임상시험을 실시하는 경우, '인체 실험'이라는 윤리적 문제에 곧바로 직면하게 된다. 윤리적으로 실험을 설계하는 것도, 실행하는 것도 쉬운 일이 아니다. 장수에 대한 연구에 효모, 기생충, 초파리, 쥐가 대상이 되는 것은 이런 이유에서이다. 이들은 본래 기대수명이 짧다. 예쁜꼬마선충은 25일, 초파리는 40일, 생쥐의 평균 수명이 2년이 조금 넘는 정도이다.

라파마이신은 어떻게 수명을 연장시킬까

정말 라파마이신을 써서 142세까지 장수할 수 있을까? 이는 아직 증명되지 않았다. 하지만 건강하게 오래 살고 싶은 사람이라면 라파마이신이 어떻게 동물의 수명을 연장하는 효과를 나타내는지에 주목할 필요가 있다. 세포에는 신진대사를 조절하는 복잡한 대사경로들이 존재하는데, 노쇠한 세포에서 이 경로들의 속도 조절이 제대로 되지 않으면, 노화의 해로운 영향이 나타나기 시작한다. 라파마이신은 이 대사경로에서 중요한 역할을 담당하는 스위치, TOR을 차단하는 역할을 한다. TOR이라는 말은 라파마이신의 표적target of rapamycin이라는 다소 긴 이름을 줄인 것이다. 과학자들이 수명 연장과 관련한 중요한 스위치인 TOR에 대해 알게 된 것도 라파마이신이라는 약물이 발견된 덕분이다. 라파마이신이 작동하는 과정을 연구하다가 생명체의 수명을 연장할 수 있는 새로운 표적을 찾게 된 것이다. 새로운 약의 발견이 우리 몸의 작동 방식에 대해 더 선명하게 알려준 사례라 할 수 있다. 라파마이신의 표적이 되는 효소는 처음에는 포유류에만 있다고 여겨 포유류를 뜻하는 m을 앞에 붙여 mTOR이라고 불렀다. 하지만 이후 이 효소가 포유류뿐만 아니라 효모, 식물, 새, 물고기, 파충류, 심지어 일부 세균에서도 발견됨에 따라 앞에 m의 의미가 바뀌었다. mTOR이란 앞에 붙는 m은 이제 기전상mechanistic 라파마이신의 표적이라는 뜻이다.

초파리에게 라파마이신을 투여하면 수명이 11% 더 길어진다.[34] 예쁜꼬마선충은 원래 수명인 25일보다 적어도 5일을 더 산다. 앞서 언급한 미국 워싱턴대학교 연구에서는 생쥐에게 라파마이신을 3개월만 투여해도 중년 생쥐의 수명을 최대 60%까지 늘릴 수 있는 것으로 나타났다. 라파마이신으로 인해 mTOR 스위치가 억제되면 세포가 더 효율적으로 에너지를 사용하면서도 손상을 복구하는 자가포식 모드에 들어가기 때문일 수도 있고 죽지 않고 버티는 노화세포가 나타나는 것을 막기 때문일 수도 있다. 원래는 세포가 손상되고 증식을 멈추면 죽어서 사라져야 한다. 우리 몸의 면역체계가 바로 이렇게 손상된 세포를 죽여서 청소하는 기능을 수행한다. 하지만 나이가 들면서 면역체계가 약해지고 다른 생물학적 기능도 효율이 떨어지면서 죽어야 할 때 죽지 않고 버티는 노화세포가 늘어난다. 모든 노화세포가 다 그런 것은 아니지만 일부 노화세포는 가만히 있지 않고 주변에 해를 끼친다. 주변에 염증을 촉발하는 신호를 계속 보내는 것이다. 마치 처음에 빵의 일부에 곰팡이가 핀 것을 방치하면 전체로 퍼져나가며 부패하듯이, 노화세포도 시간이 지나면서 염증을 퍼뜨려 주변 세포에게까지 해를 준다. 정상세포가 스트레스를 받거나 손상되면 노화세포가 된다. 라파마이신이 mTOR 스위치를 끄면 세포노화를 늦추고 염증물질의 분비를 막아 노화가 늦춰진다고 보는 과학자들도 있다. 이 약을 투여한 생쥐의 장내 미생물 군집의 구성이 변화하는 것도 라파마이신의 수명 연장 효과에 관련된 게 아닌가 추측된다.

그렇다고 아직 사람이 노화 방지를 위해서 라파마이신을 먹기는 어렵다. 의사의 처방전이 필요한 처방약인데 노화 방지용으로는 아직 승인되지 않았기 때문이다. 게다가 이 약에는 대부분의 사람이 원치 않는 부작용도 있다. 쥐를 대상으로 한 실험에서 라파마이신이 수명을 연장시키기는 했지만, 동시에 신체 사이즈가 30% 줄어들고, 당뇨와 녹내장 위험이 증가하며 수컷의 고환이 위축되는 등의 부작용이 나타났다. 노화 방지를 위해 부작용을 감수하고 약을 복용하기에는 부담이 크다.

하지만 미래에는 이 약으로 인간의 수명을 연장하는 효과를 얻을 수 있을지도 모른다. 과학자들이 라파마이신의 수명 연장 효과는 그대로 가져가면서 부작용을 줄이는 방법을 연구 중이기 때문이다. 약을 계속해서 사용하지 않고 짧은 기간만 투여하는 방식이

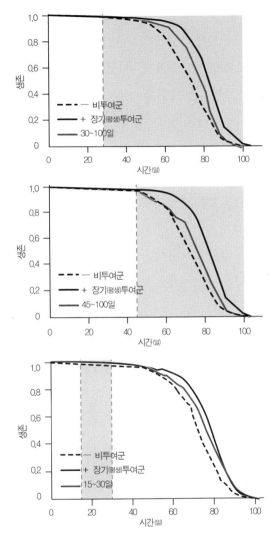

라파마이신 투여에 대한 수명 연장 효과는 투여 시작 연령에 따라 달라진다.[35]

다. 2022년 학술지 《네이처 에이징》에 실린 연구에서 초파리의 경우 생애 후반부인 성체가 된 뒤 30일이나 45일 시점에 라파마이신을 주기 시작해도 수명 연장 효과가 나타났다.[35] 비록 평생 약을 투여한 초파리보다 수명 연장 효과가 적게 나타나기는 했지만 여전히 효과가 나타나긴 했다는 면에서 긍정적 결과이다. 더 놀라운 것은 초파리가 성체가 된 뒤 15일 동안만 라파마이신을 주어도 평생약을 투여한 초파리와 동일한 정도로 수명이 연장되었다는 것이다. 하지만 초파리의 평균 수명을 넘긴 60일째부터 약을 투여했을 때는 별다른 효과가 나타나지 않았다.

라파마이신을 짧은 기간 투여한 초파리에게서 이렇게 수명 연장 효과가 지속되는 것은 초파리의 장세포에서 일시적으로 늘어난 자가포식이 계속해서 높은 수준을 유지하기 때문인 것으로 보인다. 마치 장세포가 라파마이신의 효과를 기억하는 것처럼 효과가 지속된 것이다. 생쥐 실험에서도 비슷한 현상이 관찰되었다. 나이가 들면서 노화가 진행되면 장의 장벽 기능gut barrier function이 줄어들고 투과성이 증가하게 된다. 장의 장벽 기능은 영양소 흡수, 병원성 미생물의 침입 방어, 면역 조절에 중요하며, 따라서 수명과 직접적으로 관련되는 기능이다. 라파마이신에는 자가포식을 증가시키는 데 더해 장의 장벽 기능을 보존하여 장 건강을 향상시키는 효과가 있다. 생쥐에게 짧은 기간만 약을 주어도 이런 효과가 오래 지속된다. 생후 3개월부터 6개월까지 짧게 3개월 동안만 라파마이신을 투여해도 장의 투과성이 증가하는 것을 막는 효과가 투약을 멈춘 후 6개월까지 지속되었다. 하지만 이 연구에서 라파마이신을 생쥐와 같은 포유동물에게 단기간 투여해도 수명 연장 효과가 나타나는지 살펴보진 못했다. 아직 동물실험 결과도 부족하니 한 사람이 생애의 어느 시점에 라파마이신을 얼마 동안 복용해야 건강 수명 연장 효과를 얻을 수 있는지는 알 수 없다. 그래도 후속 연구가 계속되면 라파마이신의 부작용을 피하면서 효과만 얻을 수 있는 방법을 언젠가 알 수 있게 될 거라는 희망을 가져본다.

중세 유럽에서 이어져 내려온 놀라운 약, 메트포르민

라파마이신이 섭취 열량 제한의 효과를 모방해 내기는 하지만 실제로 인체에 사용하기에는 아직까지 어려움이 있다. 하지만 지금부터 살펴볼 약은 다르다. 이 약은 오랫동안 사용되어 온 약이며 GLP-1 유사체, SGLT2 억제제와 마찬가지로 당뇨병 치료제이다. 바로 메트포르민이다. 메트포르민의 역사는 중세 유럽으로 거슬러 올라간다. 중세 유럽에서는 갈레가Galega officinalis 또는 프렌치 라일락French lilac이라고 불리는 약초를 기생충, 간질(뇌전증), 열, 감염병 등에 사용했다.[36] 그러다가 당뇨병 증상이 있는 환자에게 이 약초를 먹으면 갈증, 다뇨 증상이 좋아진다는 게 알려지면서 당뇨병에도 사용되기 시작한다. 현대에 와서 프렌치 라일락에 당뇨병 치료 효과가 있는 것이 이 식물에 들어 있는 구아니딘 화합물 덕분이라는 걸 알게 되었다. 하지만 구아니딘은 독성이 강해 그대로 약으로 쓸 수 없었다. 다행히 구아니딘 분자 2개를 연결한 구조의 메트포르민, 펜포르민과 같은 바이구아나이드 화합물은 그보다 독성이 덜했다. 1920년대에는 구아니딘에서 파생된 여러 화합물을 당뇨병 치료제로 연구하는 과학자들이 있었지만 이내 인슐린에 밀리고 말았다. 1930년대 인슐린이 당뇨병 치료약으로 널리 사용되기 시작하면서 구아니딘 화합물에 대한 관심이 식었다.

하지만 1940년대 필리핀에서 메트포르민을 독감 치료에 사용하면서 다시 이 약에 대한 관심이 살아났다. 독감 치료용으로 환자에게 건넨 메트포르민을 먹고 혈당이 낮아지는 경향이 발견된 것이다.[36] 1956년 프랑스의 의사 장 스테른Jean Sterne과 그의 연구실 동료이자 약사인 데니스 뒤발Denise Duval은 구아니딘 화합물 중 어떤 게 당뇨병 치료약으로 좋은지 연구하여 메트포르민이 제일 독성이 낮고 장기간 사용해도 안전하며 성인 당뇨병(2형 당뇨병)에 효과가 있었다는 연구 결과를 이듬해인 1957년에 발표했다. 이후 1958년 프랑스에서는 글루코파지라는 상품명으로 메트포르민이 판매되기 시작했다. 미국에서는 이보다 훨씬 늦은 1995년에야 FDA에서 이 약을 승인하고 사용을 허용했다. 1970년대 메트포르민보다 더 많이 사용되던 펜포르민이 잦은 부작용과 심장 독성 문제로 인해 시장에서 퇴출되었지만 메트포르민은 지질친화성이 낮아서(쉽게 말하면 기름(지방)에 잘 녹지 않는다는 말이다) 독성 면에서 더 안전했기에,

오늘날까지도 당뇨병 치료를 위해 자주 사용되고 있다.

이처럼 메트포르민은 당뇨병 치료에 사용된 역사가 길다. 앞서 살펴본 라파마이신과 비교하면 부작용이 가볍고 적게 나타난다는 장점도 있다. 그런데 몇몇 연구에서 메트포르민을 복용한 당뇨병 환자들이 다른 당뇨병 약을 복용한 당뇨병 환자들보다 사망 위험이 줄어들고 심혈관계 질환의 위험이나 암에 걸릴 확률이 더 낮게 나타나는 것으로 밝혀졌다. 2014년 영국 연구에서는 메트포르민 사용자 7만 8,241명, 설포닐우레아 사용자 1만 2,222명, 당뇨가 없으며 두 약 중 하나도 복용하지 않는 성인 9만 463명을 비교하여 누가 더 오래 사는지 조사했다.[37] 연구 결과는 놀라웠다. 메트포르민 사용자가 설포닐우레아 사용자보다 더 오래 살아남을 뿐만 아니라 당뇨병이 없고 메트포르민을 사용하지 않는 사람보다도 더 오래 생존했다. 2017년 발표된 메타분석 연구 결과에서도 메트포르민을 복용한 당뇨병 환자가 당뇨병이 없는 다른 성인보다 사망 위험이 낮은 것으로 나타났다.[38]

메트포르민은 어떻게 사람들의 사망 위험을 낮춰줄 수 있을까? 오랫동안 사용해 온 당뇨병 치료약이지만 메트포르민의 작용 원리에 대해서는 아직까지 논란이 있다. 우리는 보통 어떤 약이 개발되면 과학자들이 그 신약이 어떻게 작용하는지도 잘 알고 있을 거라고 생각하지만 그렇지 못한 경우가 많다. 약의 효과와 부작용에 대해서는 임상시험을 통해 알 수 있지만 그 효과가 어떻게 나타나는지에 대해서는 장기간 후속 연구가 필요하다. 사용한지 반세기가 넘은 메트포르민의 작용 기전에 대해서도 과학자들이 아직 온전히 알지 못하는 이유이다.

현재까지 밝혀진 바에 따르면 메트포르민은 주로 인슐린 감수성을 높이며 간에서 포도당이 과다하게 만들어지는 것을 막아 혈당을 떨어뜨린다. 사람의 간은 핏속에 당이 모자랄 경우에 탄수화물이 아닌 다른 자원을 사용해서 당을 만들어 낸다. 간이 이렇게 할 수밖에 없는 배경은 뇌 때문이다. 우리 뇌는 유독 포도당을 좋아한다. 다른 에너지원은 싫다, 포도당만 먹고 살겠다고 뇌가 고집하니 누군가는 포도당을 만들어 내야 하는데 주로 그 역할을 떠맡은 장기가 바로 간이다. 이걸 전문용어로는 포도당신생합성gluconeogenesis이라고 한다. 이때 포도당을 만들기 위한 재료로 젖산, 아미노산, 글리세롤과 같은 물질이 쓰인다. 굶어가며 무리한 다이어트를 계속하면 근육이 줄어드는 것은 이 때문이다. 근육의 단백질을 아미노산으로 분해하여 간에서 당을 만드는 데 쓰는 것이다.

간에서 포도당을 만드는 걸 막으면 혈당 수치가 높아지는 걸 막을 수 있다. 이에 더해 메트포르민은 포도당이 근육으로 더 많이 흡수되고 이용될 수 있도록 도와준다. 또한 메트포르민은 인슐린 분비를 촉진시키지 않으며 저혈당이나 체중 증가와 같은 부작용이 나타나지도 않는다. 이런 점에서 설포닐우레아와 같은 기존의 경구용 혈당강하제보다 낫다. 인슐린이 과잉 분비되면 그로 인해 체중이 늘어난다. 특히 복부 지방이 늘어나면 인슐린 저항성이 증가하면서 인슐린이 더 많이 필요해지는 악순환이 생긴다. 하지만 메트포르민의 효과는 이와는 정반대이다. 메트포르민을 사용하는 사람은 음식을 덜 먹게 되어 오히려 체중이 조금 감소하고 인슐린 민감도가 향상된다.

최근에는 또 한 가지 밝혀진 사실이 있다. 체내에 들어간 메트포르민의 절반은 흡수되지 않고 장 점막에 머무르다가 대변으로 배출된다. 그런데 메트포르민이 장에 머무르면서 하는 역할이 혈당 조절에 유익하다는 것이 밝혀진 것이다.[39,40] 여기에서 메트포르민은 포도당이 체내에 천천히 흡수되도록 돕는다. 이렇게 되면 포만감을 증가시키는 GLP-1 호르몬의 분비도 증가한다. 과학자들이 이렇게 새로운 기전에 대해 알 수 있었던 것은 지연 방출형Delayed Release 메트포르민 알약이 개발되었기 때문이다. 이 형태의 알약은 소장의 끝부분에 도달해서야 약 성분이 천천히 녹아 나오므로 전신으로 덜 흡수되고 장에서 작용이 늘어나게 되는데, 이 약을 투약했을 때 다른 제형(XR)에 비해 혈당을 낮추는 효과가 증가했다. 음식을 먹을 때는 가급적 당분이 천천히 흡수되어 혈당이 서서히 오르도록 하는 게 건강에 여러모로 유익하다. 그 역할을 메트포르민이 해주는 것이다.

또한 메트포르민은 지방산의 산화를 억제하고 혈액 내 중성지방(TG)과 유리 지방산 농도를 낮춘다. 흔히 나쁜 콜레스테롤로 불리는 LDL 콜레스테롤 혈중 수치도 약간 감소시키며 좋은 콜레스테롤로 불리는 HDL 콜레스테롤 수치는 아주 살짝 높여준다. 메트포르민이 비만이나 대사 증후군이 동반된 당뇨병의 경우에 자주 사용되는 것은 이렇게 체중 증가 없이도 여러 방면에서 유익한 효과를 내기 때문이다.

라파마이신과는 다른 방식이지만 메트포르민 역시 섭취 열량 제한 효과를 부분적으로 모방하는 약이다. 메트포르민은 세포에서 발전소 역할을 하는 미토콘드리아의 대사 반응을 억제한다. 세포는 에너지 공급이 줄어드니까 절약 모드를 활성화하는 방향으로 산다. 이 과정에서 앞장에서 살펴본 에너지 절약 모드의 스위치 3개 중 하나인 AMPK가 활성화된다. 사실 이 약이 당뇨병 환자들에게 효과적인 것도 세포를 절약 모드로 가져가는 AMPK의 작용 덕분이다. 간세포에서 포도당을 만드는 활동이 줄어드는 것도 이렇게 AMPK가 활성화되기 때문이며 근육에서 포도당을 더 많이 가져다 쓰게 되는 것도 마찬가지 이유에서인 것이다. 이에 더해 메트포르민은 서투인 중 하나인 SIRT1을 활성화한다. 이 스위치 역시 세포에 에너지가 모자라고 스트레스를 받는 상태일 때 이에 대응하도록 하는 장치 중 하나이다. 특히 SIRT1은 세포 내에서 포도당과 지질의 대사를 조절하고 염증을 줄이며 세포의 발전소인 미토콘드리아가 더 많이 생겨나도록 하는 등의 유익한 효과를 낸다.

메트포르민이 섭취 열량 제한의 효과를 모방한다는 것이 중요한 의미를 가지는 이유는 또 한 가지 있다. 메트포르민은 암 발병률을 낮춰준다. 메트포르민이 AMPK를 활성화하고 간과 근육에서 이 효소가 작동하면 간과 근육 세포에서 지방산을 만드는 활동이 억제된다. 그런데 이렇게 메트포르민에 의해 AMPK라는 스위치가 켜지는 것은 LKB1이라는 또 다른 효소를 통해서 일어난다. 이 효소 역시 세포의 에너지 공급이 부족할 때 에너지를 절약하고 산소 소모를 줄이는 쪽으로 대사과정을 조절하는 역할을 한다. 동시에 LKB1에는 종양을 억제하며 암세포의 성장과 전이를 막는 작용도 있다. 바로 이러한 작용 기전을 통해 메트포르민 사용자들에게서 암 유발 위험이 낮게 나타난다. 원래 2형 당뇨 환자는 여러 종류의 암 발생 위험이 높다. 그런데 메트포르민을 장기 복용한 당뇨 환자를 추적 관찰한 연구에서 암 발생률과 암으로 인한 사망률 감소가 나타났다. 여러 건의 연구를 메타분석한 결과, 메트포르민 사용자는 약을 사용하지 않은 사람이나 또는 다른 당뇨약을 사용한 사람과 비교하여 모든 종류의 암 위험이 낮아진다는 연관 관계가 드러났다.[41,42] 비록 아직 무작위 임상시험에서 인과관계가 증명되지 않았지만 메트포르민이 암 발생을 억제하는 효과를 나타냈다는 연구 건수는 두 자릿수가 넘는다.

메트포르민의 효과를 조금 더 쉽게 풀어보자. 이 약은 세포가 굶고 있다는 착각을 일으킨다. 그러면 세포는 어떻게든 살아남기 위해 더 힘을 낼 수 있도록 에너지 발전소(미토콘드리아)를 더 많이 만들어 낸다. 동시에 세포는 바깥에서 포도당을 더 많이 가져오려고 애쓰게 된다. 당뇨병일 때 세포가 에너지가 과하다고 여기고 포도당이 못 들어오게 문을 걸어 잠그는 것과는 정반대 현상이다. 마치 "나를 죽이지 못하는 것은 나를 더 강하게 만든다"라는 철학자 니체의 말을 세포가 따르는 것과 같다. 낮은 농도의 독성 물질이나 스트레스 요인이 생명체를 더 건강하게 만들어 주는 현상을 호르메시스hormesis라고 한다. 메트포르민 사용자의 세포에서 나타나는 현상도 비슷하게 미토콘드리아가 낮은 수준의 스트레스 신호에 반응하여 세포가 더 건강하게 생존할 수 있게 해주는 적응 반응이다. 그래서 미토콘드리아에서 나타나는 이런 현상을 미토호르메시스mitohormesis라고 부른다.

당뇨병 치료제, 항노화 임상시험에 들어가다

그렇다면 메트포르민의 실제 수명 연장 효과는 얼마나 될까? 2022년 다수의 연구를 종합 분석한 결과에서는 메트포르민을 투약했을 때 나타나는 수명 연장 효과가 생물 종류에 따라 차이가 컸다.[43] 가령 예쁜꼬마선충의 경우에는 먹이에 따라 효과가 분명했던 반면에 생쥐의 경우에는 효과가 거의 없었다. 그렇다면 사람은 어떨까? 우리가 가장 알고 싶은 것은 사람의 건강 수명 연장에 효과가 있는지 여부이다. 과연 메트포르민은 사람의 수명도 연장시킬 수 있을 것인가? 2015년 이 질문에 대한 답을 알 수 있는 임상시험이 미국 FDA의 승인을 받았다. 이 연구를 주도하는 사람은 저명한 노화 연구자이며 의사인 니르 바질라이 미국노화연구연맹 과학책임자이다. 임상시험의 이름은 TAME_{Targeting Aging with Metformin}, 즉 메트포르민으로 노화를 표적으로 한다는 뜻이다. 65~79세의 성인 3,000명을 대상으로 하여 6년 동안 미국의 주요 연구소 14곳에서 메트포르민을 통해 노화와 관련하여 나타나는 암, 심장병, 치매와 같은 만성질환의 발생을 늦추거나 진행을 지연시킬 수 있는지 그리고 메트포르민 사용자와 비사용자 간의 사망률에 차이가 있는지 알아보려는 것이다. TAME은 3상 임상시험이다. 메트포르민은 당뇨병 치료제로 이미 사용되고 있는 약이어서 안전성을 살펴보기 위한 1상, 2상 임상시험이 불필요하다. 앞의 두 단계를 뛰어넘고 바로 3상 임상시험을 진행할 수 있다.

메트포르민으로 이런 연구를 하는 목적은 약의 수명 연장 효과를 알아보기 위한 것만은 아니다. 약을 사용한 사람과 아닌 사람에게 차이가 나타난다면 노화도 질환이라는 것을 입증할 수 있으므로 노화 연구의 새로운 장을 여는 패러다임의 전환점이 될 거라는 게 연구자들의 기대이다. 메트포르민은 이미 특허가 만료된 약이며 가격도 매우 저렴한 편이다. 유명 브랜드가 아닌 제너릭 의약품으로 하면 한 달 치가 5달러 수준이다. 하지만 바로 그런 이유야말로 TAME 연구가 계속 지연되고 있는 이유이기도 하다. 임상시험이 성공한다고 해도 경제적 이득을 볼 가능성이 낮으니 제약회사나 다른 후원자가 나서지 않고 있는 것이다.

TAME 연구는 3,000명의 참가자 중 절반에게는 하루에 메트포르민 서방형(약성분이 서서히 방출되는 제형) 알약으로 1,500mg을 투여하고 나머지 절반에게는 위약을 투여하면서 6년 동안 심근경색, 뇌졸중, 심부전, 암, 치매, 경도인지장애와 같은 질환 발생률과 사망률을 보는 방식으로 진행된다. 여기에는 당연히 막대한 비용이 든다. TAME 규모의 임상시험을 진행하려면 3,000만~5,000만 달러(약 400억~670억 원)의 비용이 필요한 것으로 추산된다. 미국 국립보건원 (NIH)에서 이 중 일부인 900만 달러를 지원받기는 했지만 여전히 투자가 부족한 상태로 임상시험이 진행되지 않고 있다. TAME 연구가 승인된 지 이제 벌써 8년이 지났지만 시작될 기미가 안 보인다. 연구 주도자 니르 바질라이는 당혹스러운 상황이 계속되고 있다면서 자신이 지난 여러 해 동안 매년 "올해는 임상시험이 시작될게 확실하다"라고 말하다 보니 이제는 신뢰를 잃었다고 한탄했다. 바질라이는 그래도 임상시험을 하게 되긴 할 거라고 자신한다.⁴⁴

이제까지 메트포르민이 사용자들에게서 암 위험, 사망 위험, 심장질환 위험을 낮추는 것으로 보인다는 관찰 연구 결과는 여러 건 있었지만 그런 식의 관찰 연구로는 인과관계를 제대로 알 수 없다. 과학자들이 6년이라는 장기간 임상시험을 실행하는 데 성공한다면 이 약과 수명 연장, 질환 예방의 인과성에 대해 더 잘 알 수 있을 것이다. 현재로서 제일 큰 문제는 바질라이의 기대대로 조만간

TAME 연구가 시작될 수 있느냐 여부인 셈이다.

항노화제 메트포르민의 부작용

물론 메트포르민에도 부작용은 있다. 흔히 나타나는 부작용은 메스꺼움, 구토, 설사, 복통, 식욕부진과 같은 위장관 장애 등이다. 보통 이런 부작용은 처음 약을 쓸 때 생겼다가 몸이 적응하면서 저절로 사라진다. 메트포르민의 경우에 이런 부작용이 나타나는 이유 중 하나는 이 약물의 냄새와 관련된다. 냄새 때문에 입에 넣기 힘들었던 알약 하면 제일 유명한 것이 비타민제이다. 종합비타민제나 비타민 B 컴플렉스에는 티아민, 즉 비타민 B1이 들어 있는데, 화학구조상 황sulfur이 들어 있어서 특유의 불쾌한 냄새가 난다. 그런데 냄새에 있어서 티아민보다 더 악명 높은 약이 바로 메트포르민이다. 과거 메트포르민 알약은 악취가 심해 많은 환자들이 복용을 주저하거나 중단하는 경우가 생기곤 했다.

2010년 2월 의사와 약사가 공동으로 참여한 연구 보고가 《미국 내과학회지Annals of Internal Medicine》에 실렸다. 메트포르민의 악취가 해당 치료제의 빈번한 부작용으로 알려진 메스꺼움nauseated을 유발할 가능성이 높다는 내용이었다.[45] 연구진은 환자들이 메트포르민에 대해 왜 그러한 반응을 보이는지 궁금해했으나 이와 관련된 연구 보고서가 없었다는 점을 지적하며, 지금까지 많은 환자들이 메트포르민이 그들을 메스껍게 한다는 점을 느꼈을 것이나 당연한 반응 혹은 개인차로 치부해 간과했을 것이라고 설명했다. 메트포르민이 일부 환자들에 생선 비린내와 땀에 전 양말 냄새 같은 악취를 풍겨 보통 식후 바로 복용하는 환자들을 괴롭게 한다는 것이었다.

보고서에서는 메트포르민의 독특한 악취가 환자들이 복용을 중단하는 주요 원인이 되고 있으므로 가볍게 넘길 수 없는 문제라는 점을 강조했다. 서방형 제제로 메트포르민을 별문제 없이 여러 해 동안 복용한 성인 당뇨 환자가 약 성분이 바로 녹아 나오는 속방정으로 제형을 교체하자마자 복용을 중단한 경우를 예로 들었다. 저자 펠레티에Pelletier 는 특히 "속방성 제제가 생선 썩은 냄새를 풍겨 환자를 메스껍게 만들었다"라고 강조하고 서서히 용해되는 서방정의 경우 코팅이 되어 있으므로 냄새 문제가 덜하다는 점을 지적했다.

메트포르민의 암모니아 비슷한 냄새는 약성분 자체로 인한 것이므로, 냄새를 덮을 수는 있어도 완전히 제거할 수는 없다. 비슷한 다른 예로 고혈압이나 심장기능부전에 사용되는 이뇨제 스피로노락톤에서도 박하 같은 냄새가 난다. 항고혈압약 딜티아젬에서는 플라스틱 같은 냄새가 나고, 페니실린과 세팔로스포린 계열의 항생제에서도 유황 냄새가 난다. 그중에서도 악명 높은 세팔렉신의 경우 달걀 썩는 냄새가 아주 고약하다. 사이클로스포린 같은 면역억제제도 불쾌한 냄새가 난다. 여기서 주의할 점은 이런 냄새가 약

성분 자체의 화학구조로 인한 것이므로, 약효와는 관계없다는 것이다. 하지만 펠레티에가 사례로 든 환자의 경우처럼 냄새 때문에 환자가 약 복용을 중단하면 문제가 된다. 다행히 요즘에는 알약의 코팅을 개선하고 약성분이 천천히 방출되도록 만들어 메트포르민의 냄새가 나지 않도록 만든 제품이 많다.

언제부터 메트포르민을 항노화약으로 사용할 수 있을까 기다리는 사람이라면 메트포르민이 유산소 운동의 유익한 효과를 줄일 수 있다는 연구 결과도 눈여겨보는 게 좋다. 유산소 운동은 인슐린 민감도를 향상시키고 건강 수명을 늘려준다. 메트포르민도 비슷한 효과를 내므로 운동도 하고 약도 복용하면 항노화 효과가 더 크게 나타날 거라고 생각하기 쉽다. 하지만 2018년 2월 미국 연구팀이 발표한 바에 따르면 결과는 그 반대이다. 연구자들은 주로 앉아서 생활하고 운동량이 적은 60대 남녀 53명을 대상으로 연구를 진행했다.[46] 참가자 대부분은 2형 당뇨병 위험인자를 가지고 있었지만 아직 당뇨병에 걸리지 않은 사람들이었다. 이들 참가자를 무작위로 나누어 한쪽에는 메트포르민을 주고 다른 한쪽에는 위약을 주면서 운동 프로그램에 참여하도록 했다. 일주일에 세 번씩 45분간 트레드밀에서 달리거나 실내자전거를 타도록 하는 식으로 4개월 동안 진행하는 프로그램이었다. 4개월 뒤 결과는 누구나 예상할 수 있는 것이었다. 참가자들의 유산소 운동 능력이 더 좋아지고 인슐린 민감도가 향상되면서 혈당 조절도 전보다 향상됐다. 하지만 메트포르민 사용자들은 위약을 받은 사람들에 비해 운동능력이 좋아진 정도가 절반 수준에 머물렀다. 인슐린 민감도 역시 향상이 되긴 했지만 메트포르민 사용자의 경우에 향상된 정도가 더 적게 나타났다.

메트포르민이 운동의 효과를 떨어뜨린 이유는 뭘까? 연구자들은 약물의 작동 방식 자체가 그런 차이를 만들어 냈다고 추측한다. 규칙적으로 운동을 하는 사람의 근육 세포 속 미토콘드리아는 에너지를 더 많이 만들어 내는 방향으로 활성화된다. 실제로 연구에 참가한 사람들 중 위약을 받은 사람들의 경우 근육 세포에서 미토콘드리아 호흡이 약 25% 증가했다. 하지만 메트포르민은 미토콘드리아가 에너지 발전소 역할을 수행하는 것을 억제하는 효과를 내므로 운동이 근육 세포 속 미토콘드리아의 호흡을 증가시켜 주는 효과가 덜 나타났다는 것이다. 연구를 주관한 벤저민 밀러 박사는 언론 인터뷰에서 이 연구 결과가 약을 복용 중인 사람들이 사용을 중단해야 한다는 것을 뜻하지는 않는다고 설명하면서, 그럼에도 불구하고 운동하면서 메트포르민을 사용하는 문제에는 좀 더 조심스럽게 접근해야 한다고 덧붙였다. 연구 기간이 4개월이라는 단기간이고 근육 전체가 아니라 일부에 대해서만 알아본 결과이므로 장기적·총체적 효과가 어떤지는 알 수 없다는 것이다. 하지만 이런 연구 결과는 아직 우리가 메트포르민에 대해서 모르는 점이 많다는 점을 다시 한번 상기시켜 준다. 정확히 얼마나 복용하는 게 최적의 용량인지, 운동하면서 이 약을 복용할 때 언제 어떻게 사용하는 게 좋은지에 대해서까지 알 수 있으려면 아직 후속연구가 필요하다.

하지만 기다릴 필요가 없다며 항노화제로서 메트포르민과 라파마이신을 함께 사용하면 효과가 더 클 것으로 추측하는 과학자들도 있다. 러시아에서 미국으로 망명한 의사이며 생물학자인 미하일 블라고스클로니Mikhail V. Blagosklonny도 그중 한 사람이다. 블라고스클로니는 저명한 노화 연구자로, 미국 뉴욕주 버펄로의 로스웰파크 암 연구소에서 노화와 암에 대해 연구 중이다. 그는 준비가 될 때까지 기다리다가는 거의 확실히 너무 늦을 거라는 마케팅 구루 세스 고딘Seth Godin의 말을 신뢰한다. 아스피린에도 출혈, 이명 같은 부작용이 있지만 건강상 이득이 크고 위험이 낮아 처방전 없이 구입이 가능하지 않느냐며 메트포르민과 라파마이신을 굳이 법적으로 엄격하게 규제할 필요가 없다는 것이다. 술과 담배는 건강상 이점은 없고 생명을 단축시키면서 암을 비롯한 수많은 질환의 위험을 높이지만 처방전 없이 구입할 수 있는데, 반대로 건강 수명을 연장하는 메트포르민, 라파마이신 같은 약은 처방전이 있어야만 구할 수 있다는 것은 아이러니라는 게 블라고스클로니의 주장이다.

그런 주장에는 동의하기 어려운 부분이 분명히 있다. 예를 들어 메트포르민에는 젖산산증Lactic acidosis이라는 부작용도 있다. 젖산이 체내에 과도하게 쌓여 혈액이 산성화되고 근육 통증과 심한 구토, 빈뇨가 나타나며 심하게는 의식장애와 사망에 이르는 증상으로, 매우 드물지만 치명적인 부작용이다. 메트포르민은 미토콘드리아에서 에너지대사를 억제하는 작용 기전으로 인해 젖산이 쌓일 경우 세포가 이를 처리하는 능력을 떨어뜨릴 수 있다. 하지만 실제로 메트포르민으로 인한 젖산산증 부작용을 경험하는 사람은 거의 없다. 그 이유는 메트포르민이 의사의 처방이 필요한 처방약이며, 의사들이 젖산산증 위험요소를 가지고 있는 사람에게 처방을 내주는 것을 피하기 때문이다.

블라고스클로니는 메트포르민, 라파마이신 같은 약이 아스피린과 같이 취급되어야 한다고 주장했지만 최근의 흐름은 이와 반대로 움직이고 있다. 저용량 아스피린을 뇌졸중이나 심장마비 예방 목적으로 사용하는 경우에도 예방 효과보다 출혈 위험이 클 수 있다는 연구 결과가 여러 건 발표되면서 아스피린도 더 조심스럽게 사용되고 있다. 의사의 권고 없이 스스로 질병 예방을 위해 아스피린을 사용하는 것은 피해야 한다는 의견이 대세로 자리 잡고 있다. 메트포르민이나 라파마이신을 항노화약이라고 믿고 전문적 지식 없이 사용하는 것은 추천하기 어렵다. 물론 블라고스클로니는 그런 반론에 개의치 않는다. 그는 스스로도 라파마이신을 복용하고 있다. 라파마이신의 용량을 낮춰 하루 1mg 정도로 적은 양을 복용하거나 3개월 복용 뒤 1개월 휴약 기간을 두는 식으로 사용한다면 부작용은 최소화하고 이득을 최대로 할 수 있다는 게 블라고스클로니의 주장이다.

항노화연구자 데이비드 싱클레어도 비슷한 생각을 가지고 있다. 싱클레어는 메트포르민이 세계의 절반에서는 의사의 처방전 없이 구입할 수 있는 비처방약이라는 점을 지적한다. 실제로 자기 스스로도 의사의 처방을 받아 몇 년 전부터 메트포르민을 복용 중이다. 그는 한 유튜브 채널과 인터뷰에서 자신이 메트포르민을 사용하는 이유를 밝혔다.[47] 당뇨병 가족력이 있고 지난 11년 동안 자신의 혈당치 추이를 보면 언젠가는 당뇨병에 걸릴 가능성이 높아 보였기 때문이라는 것이다. 싱클레어의 말처럼 2형 당뇨병은 어느 날 갑자기 생기는 게 아니라 수면 아래서 천천히 진행하다가 한계점을 넘어갈 때 질병으로 진단되는 점진적 형태로 나타난다. 처음에는 세포의 인슐린 저항성을 극복하기 위해 췌장에서 더 많은 인슐린을 분비하는 방식으로 우리 몸이 어떻게든 현상 유지를 해나가지만 결국 췌장이 더 이상 버티지 못하고 손상되면 인슐린 필요량을 채우지 못하고 혈당치가 상승한다. 싱클레어는 이제 메트포르민을 사용하고 있으니 자신이 더는 당뇨병 위험을 걱정하지 않아도 된다며 흐뭇해했다. 실제로 이 약은 당뇨병과 정상 혈당치의 중간 지대, 즉 경계성 당뇨병 또는 당뇨병 전단계에 있을 때 당뇨병으로 진행하는 것을 늦추거나 막는 목적으로 자주 사용된다.

싱클레어는 메트포르민이 운동 효과를 낮춘다는 연구 결과에 대해서도 잘 알고 있다. 그래서 운동하는 날은 메트포르민을 복용

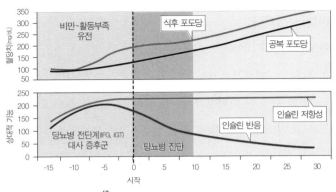

2형 당뇨병의 자연 경과[48]

하지 않고 건너뛴다. 모든 의사가 당뇨병 치료제가 아닌 항노화제로 메트포르민을 처방해 주는 것은 아니지만 미국에는 벌써부터 이 약의 효과를 믿고 복용 중인 사람도 제법 많아 보인다. 주치의가 처방해 주지 않으면 원격진료를 통해서라도 처방전을 받아내고야 마는 그런 사람들이다. 무턱대고 약만 먹는 게 아니라 집에서 직접 자신의 건강 상태를 체크하며 정말 변화가 있는지에 대해 소셜미디어 플랫폼과 채팅 앱으로 정보를 공유하는 이른바 바이오해커로 활동하는 사람들도 다수이다. 이런 약에 관심을 가진 사람들은 주로 40대 후반부터 50대로, 노화의 영향을 몸으로 체험하기 시작하는 나이대가 많다. 이들은 메트포르민과 같은 약의 항노화 효과를 믿고 열심히 복용하면서 적극적으로 관련 팁을 나눈다.

하지만 최근 들어 메트포르민에 대한 기대가 한풀 꺾인 듯한 양상이다. 메트포르민을 사용한 당뇨병 환자의 생존율이 일반인과 차이가 없다는 연구 결과가 2022년에 나왔기 때문이다.[49] 메트포르민의 노화 방지 효과에 기대를 걸고 약을 챙겨 먹던 일부 사람은 이런 연구 결과를 보고 실망하여 약 복용을 중단하거나 용량을 줄였다. 하지만 데이비드 싱클레어는 여전히 메트포르민을 사용 중이다. 다만 그는 2023년 4월 5일 《월스트리트저널The Wall Street Journal》과의 인터뷰에서 자신이 당뇨병 예방을 뛰어넘는 잠재적 효능을 믿고 메트포르민을 복용 중이라고 해서 남들도 자기처럼 하라는 이야기는 아니라고 밝혔다.

항노화제를 연구하는 미하일 블라고스클로니, 니르 바질라이, 데이비드 싱클레어 같은 사람들은 모두 진지한 사람들이다. 메트포르민의 항노화 효과에 대해 좀 더 분명히 알 수 있으려면 니르 바질라이의 TAME 임상시험 결과를 (또는 시작을) 기다려 봐야겠지만, 그 밖에도 수많은 관련 연구가 진행 중이다. 라파마이신 유사체rapalog로 항노화, 항암 작용을 연구하거나 라파마이신의 당뇨병 유발 위험을 메트포르민으로 낮추는 방법도 연구 중이다. 가까운 장래에 새롭고 획기적인 항노화약이 세상에 나오거나 또는 기존의 약물을 최적으로 조합하는 방법을 알 수 있게 되지 않을까 기대해도 좋겠다.

항노화제의 미래는?

2016년 5월 16일 자 《뉴욕타임스》에서는 개를 대상으로 라파마이신의 수명 연장 효과에 대해 알아보았다.[50] 이 기사를 보고 많은 독자의 댓글이 달렸다. 노화 관련 질환을 물리치고 수명을 몇 년 더 연장하는 약이 나오더라도 먹기 싫다는 반응이 대다수였다. 그런 식으로 생명을 연장하는 게 신의 영역에 도전하는 거 같아서 거부감이 든다는 의견도 있었고 사회적으로도 개인적으로도 늘어나는 수명에 대한 준비가 되어 있지 않다는 생각을 가진 독자도 있었다. 그러면서도 그들의 반려견의 수명이 연장되도록 약을 사용하는데는 대다수가 찬성했다. 반려견과의 이별이 상상만으로도 너무 고통스러워서 약으로라도 연장하고 싶다는 것이다. 이런 독자 반응을 보면 약으로 정말 건강 수명을 늘릴 수 있는 게 현실이 될 때 우리에게 떠오를 질문이 "오래 살 수 있을까"가 아니라 "오래 살아도 행복할까"가 될 것 같다는 생각이 든다.

"미래는 이미 와 있다. 단지 널리 퍼져 있지 않을 뿐이다." SF작가 윌리엄 깁슨William Gibson의 말에는 깊은 통찰이 담겨 있다. 약으로 인한 평균 기대수명의 증가는 이미 현실의 이야기이다. 세계 어디에서나 40년 전과 비교하면 평균 수명이 크게 증가했다. 대한민국은 그중에서도 증가폭이 크다. 50년 전 불과 52세에 불과했던 한국인의 평균 기대수명은 이미 80세를 넘어섰다. 영양과 위생, 환경이 좋아지고 현대 의약이 놀랍게 빠른 속도로 발전한 덕분이다. 미래는 이미 와 있다. 반드시 메트포르민이나 라파마이신을 사용하지 않아도 고혈압인 사람은 항고혈압약을 꾸준히 복용하는 것으로, 당뇨병인 사람은 당뇨병 치료약을 올바르게 사용하는 것으로, 암에 걸린 사람은 항암 치료와 약제를 통해 지금도 각자의 수명을 연장할 수 있다. 만성질환 없이 건강한 성인이 자신의 건강 수명을 약으로 연장할 수 있느냐, 그리고 그렇게 약으로 수명을 연장하는 게 바람직한 것인가는 더 복잡하고 시간이 필요한 문제처럼 보인다. 늙는다는 것을 우주의 섭리로 여긴다면 이에 거슬러 항노화제를 복용하는 것은 신의 영역에 도전하는 일처럼 여길 수도 있다. 하지만 노화 자체가 질환이라면 어떨까? 이것이 바로 니르 바질라이가 TAME 임상시험으로 증명하고자 하는 것이다. 노화가 질환이고 메트포르민 같은 약이 노화를 늦출 수 있다면 항노화제를 복용하는 것은 당뇨약, 혈압약을 복용하는 것과 마찬가지로 쉽게 판단할 수 있는 문제가 될 수도 있다. 이런 패러다임 시프트가 일어난다면 노화를 방지하고 건강 수명을 늘리는 약도 다른 만성질환 치료약처럼 의료보험의 적용을 받아 복용할 수 있게 해달라는 목소리도 동시에 커질 것이다.

메트포르민이나 라파마이신 같은 약을 쓸 수 없다고 애탈 필요는 없다. GLP-1 유사체와 같은 새로운 약물이 속속 등장하고 있기 때문이다. 정작 아직 써본 적이 있는 사람이 많지 않지만 벌써부터 오젬픽, 위고비, 마운자로와 같은 약에 대한 기사가 언론에 자주 등장하고 있다. 쉬운 체중 감량을 가능하게 하면서 건강에 유익한 효과를 가진 약이라니 대중의 관심이 뜨거운 것도 무리가 아니다. 이런 약의 등장은 항노화제에 대해 새로운 관점에서 사회적 논의가 필요하다는 사실을 재확인시켜 준다. 그동안 노화 방지, 건강 수명의 연장이라는 영역에 갇혀 있던 항노화제가 바야흐로 미용과 다이어트로 영역을 확장하기 시작한 것이다. GLP-1 유사체는 과연 어떤 약이길래 이렇게 화제가 된 걸까. 다음 장에서 살펴보자.

소식을 흉내 내는 다른 약이나 보조제의 효과는 어떨까

노화를 방지한다는 건강기능식품과 보조제의 종류는 엄청나게 다양하다. 하지만 대다수는 그 효과가 불분명하다. 최근 미국에서는 펩타이드Peptide 주사를 사용하는 사람도 늘고 있다. 펩타이드는 아미노산이 연결되어 만드는 짧은 사슬로 쉽게 말하면 작은 단백질 조각이다. 이름도 생소한 BPC-157, CJC-1295, 이파모렐린ipamorelin과 같은 이들 물질은 효능과 안전성에 대한 연구가 부족하며 아직 약으로 승인되지도 않았다. CJC-1295는 임상 2상에서 환자 1명이 사망하면서 개발이 중단됐다. BPC-157은 사람을 대상으로 한 임상시험을 거치지 않았으며 따라서 약도 아니다. 이파모렐린은 효능이 없다는 이유로 임상시험 2상에서 개발이 중단됐다. 그런데도 해외 인터넷 커뮤니티와 소셜미디어에는 이들 펩타이드로 효과를 봤다는 증언이 쏟아진다. 플라세보 효과일 가능성이 매우 높지만 사람들은 이런 경험담에 쉽게 흔들린다. 심지어 연구 목적으로만 사용되는 이들 물질을 직접 구입해서 주사하려는 사람도 있다.

이런 트렌드를 따라가기 전에 2000년대 항노화물질로 각광받던 레스베라트롤resveratrol이 어떻게 됐는지 살펴보는 게 좋다. 지금이야 항산화제를 먹는다고 노화를 막거나 수명을 연장하는 효과가 있는 건 아니라는 게 알려져 있지만, 당시는 한창 항산화제 열풍이 휘몰아치던 때였다. 그런데 레드와인에 들어 있는 항산화제라고 하니, 레스베라트롤에 대한 사람들의 기대는 컸다. 실험실 세포와 동물을 대상으로 한 연구에서도 레스베라트롤은 뛰어난 효과가 있는 것처럼 보였다. 하지만 막상 사람을 대상으로 한 연구 결과는 실망스러웠다. 이 물질은 체내로 잘 흡수되지도 않는 데다가 흡수가 되더라도 간에서 대사되어 금방 제거되어 버린다. 게다가 동물실험에서 레스베라트롤이 세포에서 미토콘드리아 생성을 증가시키는 효과를 내려면 독성이 나타날 정도로 고용량을 투여해야한다는 사실이 드러났다. 요즘에는 레드와인을 많이 마신다고 건강에 더 유익하다는 생각 자체가 잘못되었다는 쪽으로 학계의 의견이 모이고 있을뿐더러, 레드와인에는 레스베라트롤 함량이 너무낮아서 1,000mg을 와인으로 섭취하려면 500L를 마셔야 한다는 사실도 잘 알려져 있다. 하지만 효능이 입증되지 않았다는 사실쯤이야 간단히 무시할 수 있는 게 사람 아니었던가.

레스베라트롤은 여전히 인기 있는 항노화 보충제이다. 항노화 연구자 데이비드 싱클레어는 2006년 생쥐를 대상으로 한 동물실험에서 고지방식을 먹으면서 동시에 레스베라트롤을 투여받은 생쥐가 일반 생쥐만큼 오래 산다는 것을 보여준 연구 결과로 일약 스타의 반열에 올랐다. 그를 인터뷰한 기사가 《뉴욕타임스》에 대문짝만하게 실렸기 때문이다. 데이비드 싱클레어는 지금도 매일 아침에 1g씩 레스베라트롤을 섭취한다고 한다. 그는 그 밖에도 노화를 늦추고 수명을 연장하기 위한 목적으로 12종의 약과 보조제를 사용하고 있다. 이렇게 여러 가지 약과 보조제를 사용하면 그중 어떤 게 효과가 있는지 짐작하기도 어려울 듯하다. 16세기에 몽테뉴가 『수상록』에 쓴 것처럼, 사람들은 자기가 바라는 것에 쉽게 속아넘어간다. 그런 면에서는 과학자라도 예외가 아니다. NMN, 퀘르세틴, 피세틴은 싱클레어가 먹는 보조제라는 인터넷 광고를 흔히볼 수 있지만 이들 물질이 그가 기대하는 만큼의 효능이 있는지 아직 사람을 대상으로 한 연구 결과는 부족하다. 불필요하게 비용을 써도 괜찮은 사람이 아니라면 소식과 운동이 지출을 절약하면서건강 수명을 늘리기 위해 시도해 볼 수 있는 가장 좋은 방법이다. 소식과 운동의 구체적인 효과에 대해서는 뒤에 이어지는 장에서다시 이야기한다.

———— 4장 ————

셀럽이 선택한
다이어트 신약

"'가스라이팅'이란 말은 메리엄-웹스터 사전에서 뽑은 올
해의 단어예요. 모르는 분들을 위해 설명하자면 가스라이
팅은 누군가가 당신에게 현실에 대해 당신이 가지고 있는
생각은 틀렸다고 설득하려는 걸 말하죠. 말하자면 셀럽이
물 마시는 걸로 살을 뺐다고 말하는 경우 같은 거예요. 실
제로는 오젬픽을 써서 살을 뺀 거면서 말이에요."

2023년 크리틱스 초이스 시상식Critics Choice Awards 사회를 맡은 미국
의 유명 코미디언이자 배우이자 작가인 첼시 핸들러Chelsea Handler가
이런 농담을 던지자 청중석에서 웃음이 터졌다. 그런데 사실은 핸
들러도 오젬픽이란 약을 써본 경험이 있었다. 그녀는 2022년 12월
《버라이어티Variety》와의 인터뷰에서 자신도 오젬픽 처방을 받아본
적이 있다며, 약 사용 중에 식욕을 잃었다고 답했다. 미국에서 유명
인이 이 약을 써서 살을 빼는 건 이제 흔한 일이 됐다. 2022년 11월
테슬라Tesla의 소유주이자 CEO인 일론 머스크Elon Musk는 한 트위터
유저가 그의 몸매가 탄탄하고 건강해 보이는 이유를 묻자 자신의
체중 감량 비결이 단식과 위고비라고 답했다. 위고비는 비만 치료
제이고 오젬픽은 당뇨 치료제로, 서로 다른 용도로 출시되었지만
사실은 동일한 성분의 약이다. 바로 세마글루티드라는 성분이다.
　체중 감량에 성공한 모든 셀럽이 오젬픽 또는 위고비로 살을

뺐다고 밝히고 있진 않다. 미국의 TV스타이자 인플루언서인 킴 카다시안Kim Kardashian은 뉴욕 메트로폴리탄미술관의 연례 기금모금행사Costume Institute Gala에 참여하기 전에 체중을 9.5kg 줄이고 매릴린 먼로 드레스를 입어 화제가 되었다. 킴 카다시안의 동생이며 유명 모델인 클로이 카다시안Khloé Kardashian은 무려 27kg을 감량하는 데 성공했지만 자신은 약이 아니라 운동으로 살을 뺐을 뿐이라며 오젬픽 사용 의혹에 대해 일축했다. 하지만 카다시안 가족이 날씬해진 건 결국 약의 도움이라는 추측이 무성하다. 소셜 인플루언서이며 저명한 영양사인 다나 오마리Dana Omari는 자신의 인스타그램에 "믿을 만한 소식통에 따르면 킴과 클로이는 작년부터 오젬픽을 쓰기 시작했다"라고 포스팅했다.[51] 첼시 핸들러의 농담이 그저 농담이 아니라는 이야기이다. 그런데 여기서 끝이 아니다. 오젬픽, 위고비보다 더 강력한 효과로 '체중 감량약의 킹콩'으로 불리는 약, 마운자로가 출시를 기다리고 있다. 마운자로에 든 약 성분의 이름은 티제파티드tirzepatide이다. 68주 동안 세마글루티드를 사용할 때 체중이 17.4% 줄어든다면 티제파티드는 72주 동안 22.5%가 줄어들어, 체중 감량 효과가 더 크다. 세마글루티드나 티제파티드 출시 이전에 사용하던 약 중에서 제일 효과적인 조합이었던 펜터민/토피라메이트가 겨우 6~9% 감량 효과가 있는 것에 비하면 감량 효과가 몹시 강력하다. 대체 이들 새로운 다이어트 약은 어떤 식으로 작용하길래 이렇게 강력한 효과를 내는 걸까? 이들 약물이 작동하는 방식을 통해 소식의 효과에 대해 알 수 있을까?

기존 식욕억제제의 흥망성쇠

과거에도 체중 감량에 도움을 주는 약이 있긴 했다. 하지만 기존의
식욕억제제는 부작용이나 중독, 오남용 문제로 시장에서 퇴출되다
시피 하거나 현재 사용 중이더라도 곱지 않은 시각으로 바라보게
되는 경우가 많았다. 일명 '나비약'에 대한 SBS 〈그것이 알고 싶다〉
탐사보도가 많은 사람에게 충격을 준 일이 있었다.[52] 알약 모양이
나비처럼 생겼다고 하여 나비약이라 불리는 식욕억제제 펜터민에
대한 보도였다. 날씬한 몸매를 위해 식욕억제제를 복용하다가 환
각, 환청, 이상행동을 경험한다니 얼마나 끔찍한 일인가. 불행히도
이런 부작용은 펜터민이라는 식욕억제제가 작동하는 방식으로 인
해 생길 수 있다.

펜터민은 역사가 제법 오래된 약이다. 1959년 미국 FDA에서
처음 승인되었다. 1980년대 미국에서는 펜터민과 펜플루라민이
라는 두 가지 약을 함께 쓰면 체중 감소에 더 효과적이라는 사실이
알려지면서 둘을 조합해 같이 처방하는 경우가 많았다. 하지만 이
후 이렇게 두 가지 약을 함께 사용하면 폐동맥 고혈압, 심장 판막
손상과 같은 심각한 부작용이 생길 수 있다는 사실이 알려진다. 이
후 펜플루라민이 문제의 원인으로 지목되면서 시장에서 퇴출되었
지만, 펜터민은 아직까지 사용되고 있다.

펜터민은 기본적으로 중추신경 흥분제이다. 신경세포에서 주로 노르에피네프린 분비를 늘려 식욕을 억제한다. 이에 더해 도파민, 세로토닌 분비도 약간 증가한다. 펜터민이 이렇게 작용하면 우리 몸은 쉽게 말해 사자나 호랑이 같은 맹수를 앞에 두고 있을 때와 비슷하게 반응하게 된다. 위협이 되는 대상을 피해 얼른 도망가야 하는데 식욕이 느껴질 리 없다. 체내에 저장한 에너지를 최대한 이끌어 내 전력 질주해야 하는 상황이다. 혈압은 올라가고 맥박, 호흡은 빨라지고 근육으로 공급되는 혈액의 양을 늘려야 한다. 결과적으로 식욕 억제와 체중 감소에는 도움이 된다.

하지만 펜터민의 작동 방식은 단기적 스트레스 반응과 유사하다. 건강한 사람은 이런 스트레스에 적응할 수 있지만 과체중, 비만으로 건강이 좋지 않은 사람에게는 해가 될 수 있다. 펜터민과 같은 흥분제가 심장혈관계에 부담을 주어 고혈압, 가슴 두근거림, 빈맥과 같은 부작용을 일으키는 것은 이런 이유 때문이다. 그래서 과체중, 비만인 사람에게 펜터민과 같은 약을 사용할 때는 부작용을 잘 모니터링해야 하고 가급적 4주 이내의 단기간으로만 사용한다. 단, 환자가 첫 4주 이내에 만족할 만한 체중 감량을 얻었을 경우(최소 1.8kg 이상 체중 감량이 있거나 의사와 환자 모두 만족할 만한 체중 감량이 있다고 판단하였을 때에 한한다)에는 이 약으로 치료를 지속할 수 있는 것으로 되어 있다. 하지만 이 역시도 최장 3개월까지이다. 3개월 이상 식욕억제제(펜터민, 펜디트라진, 디에틸프로피온, 마진돌)를 투여하면 폐동맥 고혈압의 위험이 최대 23배까지 증가할 수 있다. 동시에 두통, 불면증, 불안, 도취감 등의 중추신경계 부작용이 나타나기도 한다. 〈그것이 알고 싶다〉에 보도된 것처럼 드물게 환청, 망상과 같은 정신질환 증상이 나타나기도 한다. 불면, 불안, 과민 증상은 그보다 흔해, 전체 복용자의 24~27%에게서 나타난다.

펜터민 같은 식욕억제제가 도취감, 환각과 같은 부작용을 일으키는 것은 이 약물의 화학구조를 감안하면 당연한 일일 수도 있다. 펜터민은 중추신경 흥분제로서 식욕을 억제하는 약의 원조 격인 암페타민과 유사한 구조를 지닌 약이다. 암페타민의 개발 과정은 코로나19 치료제 중 하나인 몰누피라비르와 비슷한 역사를 가지고 있다. 몰누피라비르는 처음에 베네수엘라 말 뇌염 바이러스 치료약을 개발하다가 발견된 약물이다. 독감 치료제로 연구되다가 코로나19가 세계적 역병이 되자 코로나19 치료제로 재탄생했다. 암페타민도 이와 비슷하다. 초창기 개발되었을 때와 다른 용도가 나중에 발견되면서 재조명받았다.

암페타민은 1887년 루마니아 출신 화학자 라자르 에데레아누Lazăr Edeleanu가 독일의 베를린대학교에서 처음 합성한 약이다. 하지만 그는 자신이 합성한 암페타민에는 별 관심이 없었다. 원유 정제를 연구하고 싶었던 에데레아누는 결국 암페타민 연구는 포기하고 원유 정제 분야에서 에데레아누 공정으로 불리는 새로운 공정을 개발한다. 암페타민이 가진 효과가 알려진 것은 40년이 지난

1927년에 이르러서였다. 미국의 생화학자 고든 올레스Gordon Alles가 암페타민을 자신에게 직접 투여해 본 것이다. 올레스는 당시 천식 약으로 쓰이던 에페드린을 대체할 수 있는 더 좋은 약물을 찾고 있었다. 그는 암페타민 50mg을 자신의 체내에 주입하고 효과가 어떤지 확인했다. 이때만 해도 과학자들이 자신에게 직접 약을 투여하고 효과를 연구하는 경우가 흔했다. 스스로 기니피그 같은 실험 동물이 되기로 한 것이다. 참고로 암페타민 50mg은 지금 이 약을 처음 쓰는 성인에게 투여하는 용량의 5배나 되는 고용량이다. 암페타민을 주사하고 몇 분이 지나자 그의 코는 마르고 뚫린 느낌이 들었고 혈압이 가파르게 상승했다. 또한 심장 박동이 빨라지면서 기분이 유쾌해졌다. 약효에 대한 자신감을 얻은 알레스는 암페타민을 천식 환자에게 테스트했다. 20mg을 먹도록 했을 때는 천식 완화 효과가 없었고 50mg을 주사할 경우 기관지 확장 효과가 있었지만 부작용이 심했다.[53]

알레스는 암페타민을 다른 연구자들에게 실험용으로 나눠주면서 약효에 대한 연구를 계속했다. 그는 이 약이 상업적 성공을 거둘 거라는 확신도 가지고 있었던 것 같다. 비록 자신이 암페타민을 처음 합성한 것은 아니었지만 알레스는 1932년 암페타민 황산염과 암페타민 염산염의 발명 특허와 치료약으로서의 용도에 대한 특허를 획득한다. 마침 대형제약기업 스미스, 클라인&프렌치Smith, Kline & French(현재의 글락소스미스클라인)에서 암페타민을 주성분으로 하는 흡입제를 개발한 때였다. 알레스는 암페타민에 대한 로열티를 받고 스미스, 클라인&프렌치에 입사하여 연구를 계속하기로 한다. 초창기 암페타민 흡입제는 말이 흡입제이지, 면봉이 암페타민 오일에 적셔진 형태에 불과했다. 게다가 처방약도 아니어서 누구나 쉽게 구할 수 있었다. 암페타민으로 막힌 코를 뚫으려던 사람들은 이 약이 지닌 각성제 효과를 금세 알아차렸다. 그리고 면봉을 꺼내서 버리고 암페타민 오일을 바로 마시거나 주사하기 시작했다. 제약회사는 어떻게 했을까? 이윤에 눈이 먼 기업이 하는 일이란 예나 지금이나 다를 리 없다. 스미스, 클라인&프렌치는 암페타민을 각성제, 피로회복제로 찾는 흐름에 발맞추어 암페타민 알약을 내놓았다. 1930년대 말에는 대학생들이 성적을 올리기 위해 암페타민을 먹고 공부하는 일이 흔해졌다. 제2차 세계대전에 나선 군인들은 암페타민을 사기를 올리고 피로를 잊을 수 있는 약으로 사용했다. 전쟁이 끝난 뒤에도 암페타민의 성공은 계속 이어졌다. 제약회사는 암페타민이 기분을 좋게 해주고 지치지 않게 만드는 기적의 약인 것처럼 홍보했다. 2000년대 제약회사들이 펜타닐을 오남용 가능성이 낮은 기적의 진통제인 것처럼 로비하여 엄청난 오남용 문제를 야기했던 사태를 생각하면, 이윤만을 생각하는 제약회사들의 무책임한 행보는 그때와 전혀 변하지 않았다고 생각하게 된다.

역사학자 니콜라스 라스무센Nicolas Rasmussen은 제2차 세계대전이 끝날 즈음 1,600만 명의 미국인이 암페타민 알약을 복용한 경험이 있었다고 추산한다.[54] 암페타민 사용은 몹시 평범한 일이었고, 민간인의 암페타민 사용은 점차 폭발적으로 증가했다. 전쟁이 끝나고, 이제는 군인이 아니라 군인의 아내가 암페타민의 열렬한 옹호자가 되었다. 식욕 억제와 체중 감량에 딱 좋았던 것이다. 암페타민은 1930년대 중반부터 이미 미국에서 체중 감량 용도로 쓰이고 있었지만 제약회사가 이를 다이어트 약으로 홍보하기 시작한 건 제2차 세계대전 이후였다. 이때 스미스, 클라인&프렌치는 암페타민의 독성에 대한 연구 결과를 발표했다. 체중 감량 용도로 써도 안전하다는 내용이었다. 그 결과 1960년대에 들어서는 묻지도 따지지도 않고 암페타민을 처방하는 사례가 빈번했다. 당시 저널리스트였던 수재나 맥비Susanna McBee는 《라이프Life》에 기고한 특집 기사를 통해 암페타민 오남용 문제를 파헤쳤다.[55,56] 맥비는 직접 의원을 방문해서 암페타민 처방전을 달라고 했다. 제대로 진료하고 나서 암페타민을 처방하는 의사는 거의 없었다. 그녀가 한 번도 본 적이 없는 의사가 짧은 진료 뒤에 암페타민 처방을 내주면 그걸 받자마자 또 다른 의사에게 가서 똑같은 처방을 받는 일이 가능했다. 심지어는 말 한마디도 하기 전에 암페타민 처방전을 건네는 경우도 있었다.

대런 애러노프스키Darren Aronofsky 감독의 영화 〈레퀴엠Requiem For a Dream〉은 1970년대에도 식욕억제제가 얼마나 무분별하게 처방되었는지 사실적으로 묘사한다. 주인공 해리(자레드 레토 분)의 어머니 세라(엘런 버스틴 분)는 자신이 즐겨보는 TV쇼의 출연 섭외를 받고 들뜬 마음에 흥분성 식욕억제제(아마도 암페타민)으로 다이어트를 하기로 결심한다. 아들의 고교 졸업식 때 입었던 빨간 드레스를 입은 자신의 모습을 TV쇼에서 보여주고 싶었던 것이다. 하지만 그녀가 원했던 TV쇼의 초대장은 오지 않고, 세라는 암페타민 복용량을 몇 배로 늘렸다가 부작용으로 환각과 망상에 시달린다. 이런 가운데 약이 떨어진 세라는 의사에게 암페타민을 처방해 달라고 청한다. 의사는 세라의 체중이 괜찮은데 뭐가 문제냐고 묻고, 세라는 체중은 괜찮지만 자신이 안 괜찮다고 답한다. 누가 봐도 뭔가 이상한 표정에 환각과 환청에 시달리는 모습이다. 세라는 자신이 혼란스럽다고 말하지만 의사는 세라에게 별 관심이 없다. 또 다른 처방전을 내어주며 가서 약이나 지어 먹으라고 Just get this filled 권한다. 아쉽게도 이 장면 한국어 자막의 대사는 "이거나 작성해 주세요"로 오역되었다. 원어 대사에서 fill은 '약을 조제하다'라는 뜻이다. 영화 속에서 의사가 세라를 진료하고 처방전을 써내기까지 걸리는 시간은 30초밖에 되지 않는다. 맥비가 1960년대에 취재했던 상황이 1970년대까지도 이어지고 있었던 것이다. 〈레퀴엠〉에서 묘사한 식욕억제제 중독자 세라의 모습은 현실 그대로이다. 암페타민과 같은 흥분성 식욕억제제는 사람을 피폐하게 만든다.

암페타민이 오남용될 가능성이 높고 부작용 위험도 크다는 문제점이 부각되면서 이제 암페타민은 체중 감량을 돕는 용도로는 잘 사용되지 않는다. 하지만 펜터민은 여전히 사용된다. 암페타민에 비하면 부작용이 적다는 이유이지만 펜터민과 같은 식욕억제제는 결코 안전한 약이라고 보기 어렵다. 〈그것이 알고 싶다〉를 비롯한 다수의 언론 보도로 그 위험성이 알려지면서, 이제는 많은 사람이 식욕억제제를 위험한 약으로 인식하고 있다.

게임 체인저의 등장

하지만 세마글루티드와 같은 다이어트 신약은 작용 방식 면에서 기존의 식욕억제제와 다르다. 중추신경계에서 흥분성 신경전달물질 분비를 촉진하여 식욕을 줄이고 에너지 소비를 늘리는 기존 약물과 달리, GLP-1 수용체 작용제는 포만감을 주는 호르몬 GLP-1Glucagon-Like Peptide-1을 흉내 낸 약물이다. GLP-1 수용체가 자극되면 위에서 장으로 음식이 더 느리게 이동한다. 음식이 위에 더 오래 머무는 만큼 포만감이 오래 지속되고 영양분이 서서히 흡수되므로 혈당치도 덜 요동친다. 이에 더해 인슐린 분비가 촉진되고 인슐린의 반대 작용을 하는 글루카곤의 분비는 줄어든다. 뇌에서는 포만감을 더 오래 느끼게 되고 식욕이 줄어들어 적게 먹어도 배부른 상태를 유지하기 쉬워진다. 이로 인해 세마글루티드(오젬픽, 위고비), 리라글루티드(삭센다)와 같은 약을 사용하면 소식하게 되고 체중이 줄어들게 된다. 무엇보다 이들 신약은 기존 식욕억제제와 달리 중추신경계를 자극하지 않으므로 오남용 가능성이 적고 심장질환이나 다른 합병증을 유발할 위험 또한 매우 낮다는 장점이 있다. 오히려 세마글루티드와 같은 다이어트 신약은 심혈관계 질환으로 인한 사망 위험을 낮춰준다.

2021년 《뉴잉글랜드의학저널The New England Journal of Medicine, NEJM》에 실린 논문에서 세마글루티드는 평균적으로 참가자 체중을 15%까지 감소시킨 것으로 나타났다. 참가자의 3분의 1은 체중이 무려 20% 이상 감소했다.[57] 이에 반해 같은 실험에서 위약을 투여한 대조군의 체중 감량은 2.4%에 불과했다. 리라글루티드는 매일 주사해야 하는 단점이 있었는데 세마글루티드는 일주일에 한 번 주사하면 된다는 것도 장점이다. 1,961명을 대상으로 68주 동안 연구한 결과가 이렇게 나왔다는 것은 매우 긍정적이다. 부작용에도 불구하고 펜터민이 계속 명맥을 이어온 것은 체중 감량 효과가 큰 편이기 때문이다. 보통 다이어트 약으로 쓰이는 다른 약이 4~5% 정도 감량 효과가 있다면 펜터민은 7.5%까지 체중이 줄어든다. 그런데 15%를 감량할 수 있는 약이라니 게임 체인저라고 부를 만하다.

다른 체중 감량 보조제와 마찬가지로 세마글루티드 역시 약을 끊으면 체중이 원래대로 돌아온다. 체중 유지를 위해 약을 평생 사용해야 할 수도 있다는 이야기이다. 하지만 아직 이 약을 체중 감량 용도로 장기간 사용해도 괜찮은가에 대해서는 연구가 부족하다. 당뇨병 치료약으로서 사용할 때 용량은 1mg인 데 반해 체중 감량 용도로는 2.4mg으로 더 많은 양을 사용한다. 아직 약값도 비싼 편이다. 하지만 이 약물은 흥미롭게도 경구로도 흡수가 가능하다. 주사를 두려워하거나 번거롭다며 기피하는 사람이 의외로 많으므로 주사 대신 먹는 약으로도 사용할 수 있다는 것은 큰 장점이다. 당뇨병 치료약으로는 이미 먹는 약인 정제로 출시되었고 비만치료제로서 먹는 약이 가능한가에 대해서도 연구가 진행 중이다. 분자량 4,000kDa이 넘는 덩치 큰 펩타이드여서 흡수가 잘되지는 않지만 흡수 촉진제로 SNAC_{salcaprozate sodium}의 도움을 받아 위장에서 1%까지 흡수된다. 흡수가 적은 만큼 먹는 약으로 사용할 때는 용량도 7~14mg으로 주사할 때보다 훨씬 많은 양을 쓴다.

세마글루티드가 게임 체인저로 불리고 있지만 앞서 언급한 것처럼 이보다 더 센 약도 출시를 준비 중이다. 앞서 "체중 감량약의 킹콩"이라고 소개한 다이어트 신약이다. 기존의 약에 비하면 체중 감량 효과가 거의 3배에 이른다. 개발사인 일라이 릴리Eli Lilly가 발표한 연구 결과에 따르면 과체중이나 비만인 사람이 이 약을 72주 사용할 경우 체중이 22.5%까지 감소하는 것으로 나타났다. 반면에 위약을 준 그룹에서 체중 감량은 2.4%에 불과했다.

신약 티제파티드의 이렇게 놀라운 임상 3상 연구결과는 2022년 7월 학술지에도 발표됐다.[58] 티제파티드는 아직 당뇨병 치료제로만 승인된 약이고 체중 감량 용도로는 승인되지 않았다. 하지만 22.5%라는 감량 수치는 기대를 불러일으키기에 충분하다. 2021년에 세마글루티드가 참가자 체중을 15%까지 감소시킨다는 연구 결과가 발표되었을 때도 엄청난 화제가 되었던 것을 생각해 보면 더 놀랍다. 아직 두 약을 체중 감량 면에서 일대일로 비교한 임상연구 결과는 없어서 둘 중 어떤 약이 더 효과가 좋은지 확실히 말하기는 어렵다. 당뇨 치료약으로서 둘을 비교한 임상시험에서는 세마글루티드보다 티제파티드의 체중 감량, 혈당 감소 폭이 더 큰 것으로 나타났다. 하지만 세마글루티드의 용량은 1mg 하나로만 투여하고 티제파티드는 5mg, 10mg, 15mg을 투여한 결과를 비교한 것이어서 체중 감량 효과 차이를 명확히 알 수 없다.

그럼에도 불구하고 현재까지의 연구를 종합하면 티제파티드의 감량 효과가 더 크게 나타날 가능성이 높다. 실제 현장에서 약을 처방하는 의사 입장에서도 티제파티드의 효과가 더 강하다는 의견이 많다. 2005년부터 8,000명 이상의 환자에게 이 계열의 약을 처방해 왔다는 내분비과 의사 로시오 살라스-웨일런Rocio Salas-Whalen은 마운자로(티제파티드)가 이들 약 중에서 최신 버전으로 말하자면 아이폰14와 같다고 말했다. 자신의 경험상으로는 위고비, 오젬픽(세마글루티드)이 마운자로와 혈당 관리 면에서는 비슷하지만 체중 감량 효과는 마운자로가 거의 2배에 이르며 부작용이 거의 없었다는 것이다.

다이어트 신약은 왜 이제야 나왔을까

신약이 개발되는 것 자체도 시간이 오래 걸리지만 그 기틀이 되는 과학 지식이 축적되는 데는 더 오랜 시간이 걸린다. 신약 하나가 세상에 나오기까지는 오랜 과학자들의 발견과 지식의 축적이 필요하다. 위고비, 마운자로와 같은 다이어트 신약의 개발에는 100여 년에 걸친 과학적 발견과 지식 축적이 담겨 있다. 세마글루티드, 티제파티드는 인체에서 만들어 내는 호르몬인 인크레틴incretin을 본떠 만든 약이다. 인크레틴은 호르몬이 과학의 한 분야로 입지를 굳히기 시작한 1930년대에 만들어진 용어이다. 1932년 벨기에의 생리학자 장 라 바레Jean La Barre는 장에서 분비되어 인슐린, 글루카곤과 같은 췌장 호르몬의 분비를 자극하는 호르몬이 있을 것이라고 추측하며 여기에 인크레틴이란 이름을 붙였다. 하지만 실제로 인크레틴이 존재하는지 입증하는 것은 당시 기술로는 쉽지 않은 일이었다. 이에 더해 저명한 과학자 한 사람의 망언이 인크레틴에 대한 다른 과학자들의 관심을 식게 만들기도 했다. 콜레시스토키닌(CCK)을 발견한 당대의 생리학자이며 의사 앤드루 아이비Andrew Ivy가 인크레틴이 존재할 가능성이 낮다고 단언했던 것이다.[59] 과학자도 사람이다. 과학자 또한 유명인의 한마디에 흔들리고 동요하는 것에서 피해 갈 수 없다. 앤드루 아이비에게 존재를 무시당한 인크레틴은 과학자들의 눈에서 멀어져 갔다. 실제로 1940년대부터 20여 년 동안 인크레틴에 대한 연구는 거의 중단되다시피 했다.

인크레틴이 재조명된 것은 1960년대에 이르러서의 일이다. 의학물리학자 로절린 얠로Rosalyn Yalow와 의사이며 과학자인 솔로몬 버슨Solomon Berson이 공동으로 획기적 기술을 개발한 이후의 일이다. 방사면역측정법(RIA)으로 인체에서 분비되는 호르몬을 측정할 수 있게 된 것이다. 호르몬은 측정할 수 없다는 게 그때까지의 통념이었지만, 이들은 항체와 호르몬의 결합을 이용해 미량의 호르몬도 그양을 측정할 수 있도록 만들었다. 이로 인해 호르몬 연구는 엄청난 발전을 이루게 된다. 때맞춰 인크레틴도 재조명되기 시작했다. 포도당을 먹었을 때 주사로 정맥에 주입했을 때보다 인슐린이 더 많이 분비된다는 사실이 알려진 것이다. 이렇게 되는 것은 먹었을 때 장에서 인크레틴이 분비되어 췌장이 인슐린을 더 많이 내놓도록 자극하기 때문이라는 게 과학자들의 추측이었다. 이어 1970년대 초에 GIP가 발견되고 1980년대 중반에는 또 다른 인크레틴이 발견되었다. 이때 발견된 것이 바로 GLP-1 glucagon-like peptide-1이다.

인크레틴은 소장에서 분비되는 호르몬이다. GLP-1은 주로 십이지장 쪽에 위치한 K세포에서 분비되며 GIP는 더 멀리 소장의 끝부분 회장 쪽에 주로 위치한 L세포에서 분비된다. GLP-1, GIP가 장에서 분비된다는 건 음식을 먹고 나서 이들 호르몬이 분비되기까지 시간이 조금 걸린다는 의미이다. 참고로 위절제술 수술을 받고 나면 식사 후 GLP-1 수치가 더 높게 나타난다. 정확한 이유는 아직 모르지만 아마도 수술로 인해 음식이 위에서 소장의 끝부분까지 이동하는 시간이 줄어들어 여기에서 GLP-1 분비가 증가하는 것일 수 있다. GLP-1과 GIP는 모두 짧은 시간 동안만 존재했다가 금방 사라지는 호르몬이다. GLP-1의 반감기는 약 5분, GIP는 약 2분이다. 이렇게 작용 시간이 짧은 이유는 우리 몸에서 이들 호르몬을 분해하는 DPP-4 Dipeptidyl peptidase-4라는 효소를 만들기 때문이다. 짧은 시간 동안만 작동하고 금세 효소에 의해 분해되기 때문에 인크레틴 호르몬을 직접 약으로 쓰기는 어렵다.

대신 비슷한 효과를 내는 두 가지 방법이 있다. 하나는 인크레틴 분해 효소(DPP-4)의 활동을 막아 인체가 만드는 GLP-1, GIP가 분해되는 것을 늦추는 것이다. 이렇게 호르몬 분해효소의 작동을 억제하는 약물을 글립틴이라고 부르며 먹는 당뇨치료제로 사용 중이다. 하지만 글립틴이 호르몬 분해효소의 작동을 완벽하게 막을 수 있는 것은 아니어서 효과가 강력하진 않은 편이다. 인크레틴의 효과를 지속시키는 다른 한 가지 방법은 인크레틴 호르몬의 모양과 유사한 분자를 만들고 효소의 분해를 피해 가도록 하는 것이다. 이들 약물의 분자구조는 인체에서 만들어지는 호르몬 GLP-1을 본뜬 것이므로 GLP-1 유사체라고 부른다. 리라글루티드(삭센다), 세마글루티드(오젬픽, 위고비)와 같은 약이다. 이들 약물 분자는 혈중 알부민 단백질과 결합하여 호르몬 분해효소를 피해 간다. 알부민의 분자량은 66.5kDa으로 GLP-1 호르몬(3.3kDa)의 20배에 이른다. 참고로 세마글루티드의 분자량은 4.1kDa이다. 이렇게 덩치 큰 알부민에 결합하면 호르몬 분해효소도 어찌할 도리가 없다. 그 결과 이들 GLP-1 유사체는 약효가 오래 지속되므로 일주일에 한 번만 주사해도 된다.

앞서 설명한 것처럼 인크레틴에는 GLP-1만 있는 게 아니라 GIP도 있다. 하지만 GIP 유사체는 약으로 만들어도 효과가 시원찮다는 게 이제까지의 중론이었다. 이는 착각이었다. GIP는 단독으로는 별 효과가 없는 것처럼 보이지만 GLP-1 호르몬과 함께 일할 때는 든든한 조력자 역할을 수행하는 호르몬이었던 것이다. 과학자들이 이 같은 새로운 사실을 알게 된 것은 GIP와 GLP-1의 양쪽 모두와 비슷하게 만든 이중 작용제인 티제파티드가 개발되었기 때문이다. GLP-1 수용체에만 작용을 하는 약물보다 GLP-1, GIP 수용체 양쪽에 모두 작용하는 티제파티드가 혈당 조절과 체중 감량에 더 뛰어난 효과를 나타낸다는 사실이 드러나면서 조력자와 같은 역할을 하는 GIP의 기능에 대해 더 잘 알 수 있게 된 것이다.

이제는 여기서 한발 더 나아가 GLP-1, GIP에 더해 글루카곤의 기능까지 함께 가진 삼중 작용제를 연구·개발하는 중이다. 글루카곤은 인슐린의 반대 기능을 하는 호르몬으로만 알려져 있지만 그게 전부는 아니다. 글루카곤은 인크레틴 호르몬과 마찬가지로 인슐린의 분비를 촉진하고 식욕을 떨어뜨린다. 하지만 체중 감량을 원하는 사람에게 다른 호르몬과 글루카곤이 결정적으로 다른 점 하나는 글루카곤이 에너지 소비를 촉진시킨다는 것이다. 누구든 다이어트를 계속하면 체중 감량이 더 이상 일어나지 않는 정체기가 오기 마련이다. 기초대사율이 저하되면서 인체가 에너지를 아껴쓰도록 하기 때문이다. 이때 글루카곤을 적절하게 사용하면 정체기 없이 더 효과적으로 체중 감량이 가능할 거라는 게 과학자들의 추측이다. 현재 글루카곤 작용을 포함한 삼중 작용제(LY3437943, 레타트루티드)는 임상 3상이 진행 중이며 임상 2상 시험까지의 결과가 발표된 상태이다. 아직 거쳐야 할 단계가 남아 있다. 하지만 임상 2상 시험 결과를 보면 삼중 작용제의 체중 감량 효과는 이제껏 개발된 어떤 약보다 더 뛰어나다. 당뇨병이 없는 비만이나 과체중인 참가자에게 12mg으로 48주 치료 시 체중이 무려 24.2% 감소하여 티제파티드의 기록을 경신했다.[60] GLP-1, GIP에 더해 글루카곤의 작용까지 흉내 내는 삼중 작용제가 신약으로 승인된다면 킹콩을 뛰어넘는 또 하나의 블록버스터 신약이 탄생하게 될 가능성이 높다.

뛰어난 효과 때문에 나타난 의학적·사회적 부작용

부작용이 전혀 없는 약은 없다. 놀라운 다이어트 신약으로 혜성처럼 등장한 GLP-1 유사체 계열의 약도 부작용은 있다. 구역(오심), 구토, 설사, 변비와 같은 부작용이 제일 흔하다. 보통 이런 부작용은 시간이 지나면서 사라진다. 하지만 사람에 따라서는 이런 부작용으로 인해 약 사용을 중단할 수밖에 없는 경우도 생긴다. 장기간 사용할 때 어떤 부작용이 있을지 아직 모른다는 것도 단점이다. 대체로 이들 약물을 대상으로 하는 임상시험은 4년 미만이어서 그 이상으로 장기간 사용 시 어떤 부작용이 있을지 불확실하다는 것이다. 하지만 GLP-1 유사체가 약으로 사용된 지 제법 시간이 지났으므로 장기간 부작용에 대해서도 어느 정도는 알고 있는 셈이다. 이들 약물 중에 제일 먼저 승인된 것은 바이에타(엑세나티드)이다. 이 약은 1990년대 미국 독도마뱀의 침에서 처음 발견된 엑센딘-4라는 호르몬을 인공적으로 합성한 것이다. 엑세나티드는 사람의 GLP-1과 아미노산 서열이 53% 일치하며 체내에서 더 천천히 분해된다. 바이에타가 미국 FDA에서 신약으로 승인된 것은 2005년 4월 28일이다. 이 계열 약물을 장기간 사용 시 가장 우려되는 것은 드물지만 생길 수 있는 급성 췌장염이다. 동물실험에서는 갑상선암 유발 위험도 발견되기는 했지만 사람에게도 동일한 부작용이 나타날 가능성은 낮은 것으로 생각된다.[61]

GLP-1 유사체 약물 중 현재까지 효과가 가장 강력해 보이는 약은 마운자로(티제파티드)이다. 하지만 부작용 면에서는 세마글루티드가 조금 나을 수도 있다. 당뇨 치료약으로 둘을 비교한 임상시험(SURPASS-2)에서 부작용으로 인해 약 사용을 중단한 참가자 비율이 티제파티드 그룹(6.0~8.5%)에서 세마글루티드(4.1%)보다 더 높게 나타났다. 두 약 모두 구역, 구토, 설사와 같은 위장관계 부작용이 가장 흔했다. 그래도 기존의 펜터민과 같은 중추신경 흥분제에 비하면 훨씬 나은 다이어트 약이다. 체중만 줄여주는 게 아니라 다른 건강 지표도 향상되기 때문이다. 2021년 학술지《내분비학 프런티어 Frontiers in Endocrinology》에 실린 논문에서는 GLP-1 유사체 약물이 지닌 다양한 약효에 대해 다음과 같이 정리했다.[62] GLP-1 유사체 약물은 혈압을 떨어뜨리고 심장 기능을 향상시킨다. 미세혈관 기능을 향상시키며 염증을 낮춰준다. 뇌에서 신경세포를 보호해 주고 신경세포 성장을 촉진하며 염증을 줄여준다. 간에서도 염증을 낮추며 간의 지방 함량도 떨어뜨린다. 이런 효과로 인해 GLP-1 유사체는 지방간 치료제로도 연구되고 있다. 국내에서도 한미약품이 글루카곤/GIP/GLP-1 삼중 작용제를 비알콜성지방간염 치료제로 개발 중이다.

이들 약은 암 위험을 떨어뜨리고 암세포의 성장을 억제할 가능성도 있다. 2형 당뇨병 환자들에게는 자궁내막암, 간담도암, 췌장암, 유방암, 전립선암, 대장암과 같은 암이 생길 위험이 커진다. 이렇게 되는 배경은 혈중에 인슐린 수치가 과도하게 높기 때문이다. GLP-1 유사체 약물을 장기간 사용하면 이론상 췌장암 위험이 증가할 가능성이 있다. 하지만 실제 자료를 분석해 보면 이들 약물을 사용해도 췌장암 위험이 증가한다고 볼 만한 근거는 없으며 오히려 GLP-1 유사체를 사용할 경우 난소암, 유방암, 전립선암, 췌장암의 성장이 억제된다는 연구 결과가 많다는 게 연구자들의 지적이다. 요약하면 이들 약을 사용할 경우 체중만 감량하는 게 아니라 더 건강해진다는 이야기이다.

하지만 이렇게 효과 좋은 다이어트 신약의 출현은 또 다른 문제를 낳고 있다. 미국에서 오젬픽, 위고비와 같은 약이 체중 감량에 효과가 있다는 소문이 퍼지면서 동시에 논란이 불거졌다. 체중 감량용으로 위고비가 효과가 뛰어나다는 걸 할리우드 유명인들과 초부유층을 통해 알게 된 사람들이 동일 성분의 당뇨약인 오젬픽까지 사들이면서 재고가 부족해져 정작 당뇨환자들이 약을 못 구하는 일이 자주 벌어졌기 때문이다. 한 달 약값만 1,000달러가 넘는 고가의 약이지만 부유층에게는 별로 큰 문제가 안 되는 비용인 듯하다. 오히려 이보다 더 큰 비용이 들어도 부자들은 마다치 않는다.[63]

오젬픽 같은 체중 감량 약을 쓰면 엉덩이 살이 빠지는 대신 얼굴에 주름이 생겨 오히려 더 나이 들어 보이는 부작용이 생긴다. 체중이 너무 갑작스럽게 줄어들기 때문에 나타나는 부작용이다. 우리나라에서도 중년 연예인들의 다이어트가 화제가 되었던 적이 있다. 하지만 체중 감량에 성공한 사람들은 하나 같이 얼굴 주름이 생겼다며 한탄하는 모습을 보여줬었다. 새로운 다이어트 약으로 체중을 줄이는 경우도 마찬가지이다. 엉덩이 대신 얼굴을 희생해야 한다는 푸념이 나올 정도이다. 체중 감량 뒤에 미용에 드는 비용이 1억 원이 넘을 수도 있다. 필러를 써서 얼굴 주름과 볼륨을 개선하는 데 5,000~1만 달러, 페이스리프트에는 7만 5,000달러가 든다. 하지만 이런 비용도 날씬하고 건강한 몸을 갖기 원하는 미국의 초부유층에게는 문제가 되지 않는 듯하다. 가까운 미래에 이들 신약의 특허를 소유한 거대 제약기업들이 약값을 내릴 가능성은 낮아 보인다. 동일한 약이지만 체중 감량용일 때가 당뇨 치료용일 때보다 약값도 높게 책정되어 있다. 미국 기준 오젬픽은 한 달에 892달러, 위고비는 1,350달러의 비용이 든다. 건강 불평등이 점차 심화되지 않을지 우려할 수밖에 없다.

약의 효과는 좋다. 하지만 그로 인한 의료 형평성의 문제는 계속하여 수면 위로 떠오르고 있다. 영국 BBC 라디오에 소개된 한 여성의 사연을 살펴보자.[64] 잰이라는 이름의 이 여성은 세마글루티드가 효과있는지 알아보기 위한 15개월 동안의 임상시험에 참여한 사람 중 하나이다. 그는 6세 때부터 비만 치료를 위해 병원을 들락날락했지만 62세가 되도록 한 번도 다이어트에 성공한 적이 없었다. 원래 약을 임상시험에서 투여받은 환자는 진짜 약을 투여받았는지 아니면 위약을 투여받았는지 몰라야 한다. 연구자나 실험 참여자가 진짜 약인지 여부를 알게 되면 그로 인한 편견에 치우쳐 연구 결과에 영향을 줄 수 있으므로 이를 막기 위해서이다. 하지만 잰은 자신이 진짜 약을 받았다고 단언할 수 있었다. 만약 그게 아니면 외계인한테 납치된 것이라고 말할 수 있을 정도로 분명한 효과가 느껴졌기 때문이다. 어느 정도였냐고? 이전에는 커피 마시러 카페에 가서 쿠키나 케이크가 진열된 걸 보면 반드시 먹어야 한다는 의지가 강했는데, 투약 후에는 그냥 보고 지나칠 수 있을 정도였다.

그는 난생처음으로 다이어트에 제대로 성공한 느낌이었다고 말했다. 수치상으로도 그랬다. 15개월 동안 28kg이 빠졌다. 하지만 문제는 그 뒤였다. 임상시험은 무한정 할 수 없다. 잰이 참여한 임상시험도 15개월로 기간이 정해져 있었다. 세마글루티드 같은 약은 체중 감량에 효과적이지만 영구적으로 비만을 치료하는 약은 아니다. 잰의 경우도 그랬다. 약을 끊자 그녀의 체중은 얼마 지나지 않아 원 상태로 되돌아갔다. 예외적으로 약을 끊은 뒤에도 운동과 식단 조절로 체중을 잘 유지하는 사람이 있다. 하지만 약을 쓴 사람 대부분은 체중이 원래대로 돌아간다. 문제는 체중만 원상회복하는 게 아니라 혈압이나 혈당 같은 다른 건강지표도 다시 안 좋아진다는 것이다. 영국 정부에서는 이 약을 BMI(체질량지수) 35 이상인 고도비만자에게 최대 2년까지 보험 처리해 주기로 했다.[65, 66] 문제는 여기에 있다. 2년 뒤에 약을 끊으면 대부분 원래대로 돌아가는 걸 알면서 과연 최대 2년까지만 의료보험 혜택을 제공하는 게 맞을까? 평생 어떤 방법으로도 체중 감량에 성공할 수 없었던 사람이 신약으로 감량에 성공할 수 있다면, 비만은 정말 의지의 문제인가, 아니면 약으로 치료해야 하는 질환인가. 그 치료비를 국가에서 지원하는 게 맞을까? 이제까지 이런 문제에 대해 사회적 논의가 이뤄지지 않았던 건 애초에 마땅한 해결책 또는 치료약이 없었기 때문이다. 이제 그런 약이 세상에 나왔다. 그렇다면 어떻게 이런 의료 형평성 문제에 대한 해법을 찾을 수 있을 것인가. 모두가 함께 자세히 살펴봐야 할 일이다.

약과 소식이 우리 몸에 미치는 영향

우리는 약을 통해서 우리 몸이 작동하는 방식에 대해 더 잘 알 수 있다. GLP-1 유사체처럼 인크레틴 호르몬을 본떠 만든 약 또한 마찬가지이다. 하지만 GLP-1 유사체 약물은 아직 개발된 지 얼마 되지 않았다. 정확히 어떤 기전으로 약이 작용하는가에 대해서 밝혀지지 않은 점이 많다. 약효의 일부는 소식으로 인한 체중 감소에 기인한 것으로 보이지만 다른 일부는 GLP-1 수용체에 약물이 결합하여 나타나는 듯하다. GLP-1의 발견에 기여한 연구자 중 한 사람인 토론토대학교의 대니얼 드러커Daniel Drucker 교수는 생쥐를 사용한 동물실험으로 이들 약물이 심장과 간장 질환에 효과를 나타내는 이유가 GLP-1 수용체와 관련된다는 사실을 밝혔다.[67] GLP-1 수용체가 정상적으로 존재하는 생쥐와 유전자 조작으로 GLP-1 수용체 발현을 막은 생쥐에게 일부러 고지방식을 먹여서 지방간 질환과 동맥 플라크plaque 생성을 유도한 다음 GLP-1 유사체 약물을 투여하고 효과를 비교한 것이다. 실험 결과 두 그룹의 생쥐가 모두 체중은 동일하게 줄어들었다. 하지만 간에서 염증을 줄이고 지방간을 치료하는 효과는 GLP-1 수용체가 정상적으로 작동하는 생쥐에게만 나타났다. 이러한 결과는 GLP-1 유사체 약물의 일부 작용이 수용체와 결합하는 데서 나타나며 체중 감소와는 독립적인 것임을 시사한다. 하지만 체중 감소, 혈중 포도당 수치, 혈중 지질 수치를 감소시키고 동맥경화증을 일으키는 플라크를 줄이는 효과는

GLP-1 수용체를 제거한 생쥐에게서도 그대로 나타났다. GLP-1 유사체가 인체에서 다양한 효과를 내는 기전이 조직과 장기에 따라 차이가 날 수 있다는 의미이다. 소식으로 인한 효과가 있고 GLP-1 수용체에 약물이 결합하여 내는 효과가 있다는 해석이 가능하다.

　과학의 놀라운 발전에도 불구하고, 우리 몸에서 생겨나는 수많은 질환들에 대한 그림은 여전히 흐릿한 것들이 많다. 같은 병명의 질환이지만 사람마다 그림의 모습이 다를 수도 있다. 하지만 시간이 지날수록 그 그림이 더 선명해질 거라는 사실은 분명하다. 때로는 새로운 약의 발견이 질병과 몸의 그림을 더 선명하게 할 것이고, 때로는 선명해진 그림 덕분에 새로운 약이 발견될 것이다. GLP-1 유사체 약물에 대한 연구가 계속 이어지면서 우리는 지금보다 더 소식의 효과와 인체의 생리에 대해 더 잘 알 수 있게 될 것이다. 지금까지 우리가 알아본 바로는 소식에는 노화를 늦추고 암, 당뇨병과 같은 수명을 단축시키는 질환을 예방해 주는 효과가 있다. 그렇다면 어떻게 먹어야 소식인가. 적게 먹는다는 것은 무슨 의미인가.

다이어트 신약의 가격은 언제 떨어질까
조만간 제네릭 의약품이 나올 가능성이 있을까

오젬픽, 위고비, 마운자로는 하나같이 너무 비싸다. 그렇다 보니 언제 약값이 내릴지 궁금해하는 사람이 많다. 이들 약품은 바이오의약품이기 때문에 합성의약품처럼 제네릭(카피약)이 만들어질 수는 없다. 유사한 단백질을 만들어서 오리지널 의약품과 동등한 효과를 내는 바이오시밀러biosimilar를 만들 수는 있다. 마운자로의 특허는 2026년에, 오젬픽 특허는 2031년에 만료된다. 대체로 오리지널 의약품의 특허가 만료되어야 바이오시밀러가 출시될 수 있다는 점을 감안하면 바이오시밀러 출시로 이들 약품의 가격이 낮아지기까지는 시간이 오래 걸릴 것 같다.

국내에서 출시 예정인 오젬픽의 가격은 아직 공개되지 않았다. 이런 의약품의 가격은 국가마다 크게 다르다. 미국에서 위고비, 오젬픽을 사용하려면 매달 1,000달러(약 134만 원)까지 비용이 들지만 터키에서는 한 달 약값이 95달러(약 12만 7,000원)에 불과하다. 2023년 영국 연구팀에서 추산한 바에 따르면 이 약의 가격을 최소 40달러(약 5만 4,000원)까지 낮춰도 제약회사는 이윤을 남길 수 있다.[68] 물론 이윤을 최대화하려는 기업의 입장에서 약값을 이렇게까지 낮출 가능성은 현재로서는 요원해 보인다. 하지만 효과적인 비만치료제를 더 많은 사람이 쓸 수 있도록 하자는 사회적 목소리가 커지면 지금보다는 약값이 떨어질 가능성이 있다. 그렇게 되면 식품 업계 전반에 미치는 영향도 훨씬 커질 것이다. 참고로 앞서 다룬 SGLT2 억제제의 경우는 2023년 4월 7일 포시가(다파글리플로진)의 물질특허가 만료되면서 제네릭이 출시되기 시작했다.

GLP-1 같은 약으로 체중을 감량했다가 약을 끊고 나서 요요 현상을 막는 방법은 뭘까

아직 이에 대한 연구나 가이드라인은 따로 없다. 이들 약으로 체중을 줄인 뒤에 식사량을 계속 조절하여 요요를 막는 데 성공한 사람들의 경험담이 있을 뿐이다. 삭센다(리라글루타이드)처럼 매일 사용해야 하는 약보다 일주일에 한 번 쓰는 약이 사용 중단 뒤에 적응하는 면에서 장점이 있을 수 있다. 약 사용을 중단하고 나서도 체내에 더 오래 남는, 반감기가 긴 약일수록 유리할 것이라는 추측이다. 벤조다이아제핀 계열 신경안정제와 같은 약을 끊을 때 반감기가 짧은 약에서 반감기가 긴 디아제팜 같은 약으로 바꿔서 천천히 감량하면 금단 증상을 줄일 수 있는 것과 같은 이치이다. 작용 시간이 짧은 삭센다에서 체중 감량 효과는 낮지만 작용 시간은 긴 편인 트룰리시티(둘라글루타이드)와 같은 약으로 교체했다가 서서히 끊는 방법이 삭센다 사용을 갑자기 중단하는 것보다 효과적일 가능성이 있다. 효과가 더 좋은 오젬픽이나 위고비를 효과가 낮은 트룰리시티 같은 약으로 바꿔준 뒤에 서서히 끊는 방법도 도움이 될지 모른다. 물론 검증되지 않은 개인적 추측일 뿐이다. 내 경우는 트룰리시티를 매주 사용하다가 2주, 3주로 사용 간격을 늘린 뒤에 끊는 방법으로 약 없이도 체중 유지를 할 수 있었다.

오젬픽, 위고비에 다른 부작용은 없을까

오젬픽, 위고비, 마운자로를 체중 감량 용도로 사용하는 사람이 늘어나면서 부작용에 대한 관심도 높아지고 있다. 제일 최근 화제가 된 부작용은 이상한 꿈을 꾸게 된다는 것이다. 할리우드 배우들과 함께 드라마를 찍는 꿈처럼 조금 황당한 꿈을 생생하게 기억하는 사용자들의 경험담이 틱톡과 같은 소셜미디어에 올라오기 시작했고, 심지어 이런 부작용에 대한 내용이 《월스트리트저널》에서 기사화되기도 했다.[69] 원래 꿈이라는 게 생뚱맞은 내용일 때가 많기도 하고, 소셜미디어에서 다른 사람이 꾼 꿈의 내용을 접하고 나면 비슷한 경험담을 공유하게 되는 경향도 있을 수 있다. 생생한 꿈을 꾸는 것과 별도로 내용상 할리우드 배우가 나온다는 것은 약의 부작용이라기보다 소셜미디어의 영향일 가능성이 더 높다.

제조사들은 부작용 가능성을 묻는 기자들의 질문에 답변을 거절하거나 인과관계를 알 수 없다고 답했다. 다만 오젬픽과 위고비의 제조사인 노보노디스크Novo Nordisk는 비정상적 꿈에 대한 보고를 받긴 했다고 밝혔다. 아직까지 이런 꿈이 약으로 인한 부작용인지는 확실치 않다. 하지만 GLP-1 유사체 약물이 작용하는 기전을 감안하면 생생한 꿈이 부작용으로 생길 가능성은 있다. 뇌에는 GLP-1 호르몬 수용체가 있다. 하버드 의과대학의 캐럴라인 아포비안Caroline Apovian 교수는 《월스트리트저널》과의 인터뷰에서 약물로 인해 뇌에 있는 호르몬 수용체가 자극되어서 그런 꿈을 꾸게 되는 게 아닌가 추측한다고 밝혔다. 또는 약으로 인해 자는 중에 에너지 소비가 달라져서 생생한 꿈을 꾸게 되는 것일 수도 있다. 저혈당은 악몽이나 생생한 꿈을 꾸게 만든다. GLP-1 유사체 약물은 단독으로 저혈당을 유발하지는 않지만 대개 밤부터 새벽녘까지는 혈당치가 내려가기 마련이다. 저혈당까지는 아니더라도 혈당치가 낮아지는 게 이상한 꿈의 원인일지도 모른다. 참고로 당뇨치료제이면서 마찬가지로 저혈당을 유발하지 않는 메트포르민 역시 드물지만 악몽이나 비정상적인 꿈을 꾸는 것과 관련된다. 이런 꿈이 약으로 인한 것인지, 만약 그렇다면 어떤 기전으로 이런 증상이 나타나는지에 대해서는 아직 연구가 부족하다. 새로 나온 약일수록 부작용에 대해서는 모르는 게 많다. 상당수 전문가가 GLP-1 유사체 신약의 부작용에 대해서 조금 더 기다려 봐야 한다고 보는 이유이다.

나는 생생하며 비정상적인 꿈을 꾸는 게 이들 약물의 효과로 열량 섭취가 줄어들기 때문일 가능성이 높다고 추측한다. 다이어트로 섭취 열량을 제한 중인 사람에게서 악몽을 꿨다는 경험담이 해외 인터넷 커뮤니티에 다수 발견된다. 만약 이런 꿈 때문에 수면에 지장이 있을 정도라면 저녁에 식사량을 조금 늘리거나 또는 자기 전에 소량의 간식을 섭취해 보고 차이가 있는지 확인해 보는 게 좋다. 자기 전에 술을 마시면 저혈당으로 악몽을 꾸게 될 가능성이 더 높으니 주의가 필요하다.

하지만 다행인 소식도 하나 있다. 바로 GLP-1 유사체 약물을 사용하면 술 마시고 싶은 욕구가 줄어든다는 사람도 많다는 것이다. 특히 비만인 사람의 음주량이 크게 줄 가능성이 있다. 덴마크에서 127명의 참가자를 위약과 비교하여 임상시험한 결과이다. 왜 이런 효과가 나타나는지에 대해서는 추가 연구가 필요하다. 하지만 술을 적게 마시게 된다니 건강에는 부수적 유익이 기대되기도 하고 약값이 비싼 대신 술값이라도 아낄 수 있다는 면에서도 긍정적인 뉴스이다.[70]

───── 5장 ─────

어떻게
소식할 것인가

많이 먹고 많이 운동하는 게 좋을까, 아니면 적게 먹고 적게 운동하는 게 더 좋을까? 몇 년 전 강연에서 참석자 중 한 사람이 나에게 던진 질문이다. 물론 답은 적게 먹고 적당히 운동하는 것이다. 하지만 이런 궁금증이 생기는 것은 어찌 보면 당연한 일이다. 실제로 엄청나게 많은 열량을 섭취하면서도 날렵한 근육질 몸매를 유지하는 운동선수의 사례가 제법 많다. 올림픽 역사상 가장 많은 수인 28개의 메달을 획득한(그중 23개는 금메달이다) 수영선수 마이클 펠프스Michael Phelps는 하루 1만 2,000kcal를 먹는다는 소문에 대해 해명한 적이 있다. 자신은 실제로 하루에 섭취하는 열량은 8,000~1만 kcal라는 것이다. 아침식사로만 달걀프라이, 치즈, 양상추, 토마토, 양파 튀김, 마요네즈를 넣은 샌드위치 3개로 시작하여 오믈렛 하나, 그릿 한 그릇, 분당을 뿌린 프렌치토스트 세 조각을 먹고서는 초콜릿 칩 팬케이크를 3개 먹었다고 한다. 1만 2,000kcal나 1만 kcal나

무슨 차이가 날까 싶을 정도로 많은 양이다. 하지만 선수 시절 펠프스는 살찌지 않았다. 매일 수영으로 엄청난 열량을 소모하여 탄탄한 근육질 몸매를 자랑했다.

프로레슬러에서 배우로 전향한 드웨인 존슨Dwayne Johnson은《맨즈헬스Men's Health》와의 인터뷰에서 자신이 하루에 여섯 끼를 먹어서 6,000~8,000kcal를 섭취한다고 말했다. 전설적인 프로 사이클 선수 랜스 암스트롱Lance Armstrong은 도핑 스캔들로 몰락하긴 했지만 자기 관리 면에서는 철저했다. 그는 하루에 6,000~8,000kcal를 먹으면서도 날렵한 몸매를 유지했다. 투르 드 프랑스 같은 장거리 사이클 경기에 참가하는 선수들에게 이렇게 많이 먹는 것은 중요하다. 이들은 하루에 소모하는 열량이 워낙 많아서 고열량 식단으로도 오히려 살이 빠질 수 있다. 게다가 아무리 많이 먹어도 음식 속의 열량이 체내로 소화 흡수되는 데는 한계가 있다. 진화인류학자 허먼 폰처Herman Pontzer는 그 한계가 기초대사율의 2.5배 정도라고 설명한다.[71] 운동 종목에 관계없이 인체가 흡수 가능한 에너지는 하루 최대 4,000~5,000kcal에 머문다는 이야기이다. 운동선수에게 지구력의 한계는 소화 흡수력의 한계인 셈이다. 1980년대와 1990년대에 일부 사이클 선수는 이런 흡수의 한계를 극복하려고 경기 기간 동안 밤중에 정맥주사로 포도당과 지방을 공급받기까지 했다. 1990년대 강력한 단속으로 인해 이런 관행은 사라졌다.[72]

보통 사람이라면 하루만 먹어도 배가 터질 것 같은 양을 먹고

서도 근육질 몸매에 활력이 넘쳐 보이는 이들 운동선수나 셀럽을 보고 있으면 많이 먹고 많이 운동하는 것도 크게 나쁘지 않을 듯하다. 하지만 그렇지 않다. 청소년에게는 충분한 영양 섭취가 성장에 필수적이지만 더 이상 성장하지 않는 성인에게는 적게 먹고 적당히 운동하는 게 많이 먹고 많이 운동하는 것보다 더 나은 선택이다. 나에게 이 질문을 한 참석자는 중년의 남성이었다. 성장에는 에너지가 필요하다. 성장기 어린이는 면역체계가 지나치게 활성화되는 것만으로도 키 성장이 느려진다. 면역 기능을 유지하는 데 비용이 드는 만큼 성장에 필요한 에너지가 부족해지기 때문이다. 그래서 아마존 열대 우림에 사는 아이들은 도시에 사는 어린이에 비해 키가 덜 자라게 된다. 자연 환경에서 세균, 바이러스, 기생충 감염에 늘 노출되어 면역체계가 소모하는 에너지가 크기 때문이다. 실제로 2012년에 인도의 전국 어린이를 대상으로 백신 접종을 했더니 또래에 비해 키가 작은 어린이의 비율이 22~25% 감소했다.[73]

그러나 성장을 멈춘 성인의 경우 잉여 에너지는 더 이상 성장에 사용되지 않으며 오히려 염증과 세포의 노화를 촉진한다. 에너지가 너무 많은 상태라는 게 감지되면 자가포식 스위치는 켜지기 어렵다. 과잉 에너지 섭취는 노화를 촉진하는 방향으로 세포를 몰고 갈 수 있다. 건강 수명을 늘리기 위해서 실천할 수 있는 단 하나의 생활방식을 고른다면 바로 적게 먹는 것이다. 다만 이렇게 적게 먹는다는 것은 영양실조가 올 정도로 극단적인 식사를 의미하지는 않는다. 단식은 우리 몸에 스트레스를 준다. 낮은 수준의 스트레스는 적당한 자극을 주어 고난을 이겨내는 과정에서 우리를 더 건강하게 만들 수 있다. 생물학에서 호르메시스라고 부르는 개념이다. 하지만 지나친 스트레스는 위험하다. 너무 적게 먹으면 오히려 조기사망에 이를 수 있다. 몸에 건강한 자극을 줄 정도까지만 적게 먹어야 한다. 그렇다면 어떻게 적게 먹을 것인가. 지속 가능성과 효과 면에서 제일 주목해야 할 것은 간헐적 단식이다.

가장 오래된 다이어트, 간헐적 단식

간헐적 단식은 인류 역사상 가장 오래된 식사법이다. 인류의 역사는 사냥과 채집으로 식량을 구해야 했던 시절로 거슬러 올라간다. 아프리카 대초원에서 다른 동물을 잡아먹고 사는 포식자의 성공률은 생각보다 높지 않다. 야생에서 사자의 사냥 성공률은 25%, 늑대는 14%, 북극곰은 10% 수준이다.[74] 미국의 현장 생물학자 조지 샬러George Schaller의 추산에 따르면 호랑이의 사냥 성공률은 5%에 불과하다. 이들 포식동물을 계속 따라다니면서 사냥 성공률을 조사하기란 어려운 일이므로 이러한 수치는 정확한 통계보다는 추측에 가깝다. 우리 선조의 사냥 성공률을 알기란 더 어렵다. 하지만 아직 지구상에 남아 있는 수렵채집인 아프리카 북부 탄자니아의 하드자족Hadza의 사냥 성공률은 3.4%로 알려져 있다. 저명한 인류학자이며 미국 유타대학교 교수인 크리스텐 호크스Kristen Hawkes가

하드자족 사람들과 함께 장기간 야영하면서 관찰하고 기록한 믿을 만한 결과이다.[75] 호크스에 따르면 하드자족은 덩치 큰 동물 사냥에는 거의 항상 실패했다. 이 정도 성공률이면 사냥만으로는 생존이 불가능한 수준이다. 그렇기에 호크스는 우리의 옛 조상 역시 사냥만으로는 살아남기 어려웠을 것이고 채집을 통해 영양을 보충하며 살아갔으리라고 추측한다.

농업을 시작하기 전 인류의 식생활은 주변 상황에 따라 변동했다. 사냥과 채집의 성공 여부에 따라 한동안 잘 먹는 시기가 지나가면 도저히 먹을 것을 구할 수 없어 굶주리기도 했을 테다. 농업이 시작되고 이를 바탕으로 문명이 세워지고 나서도 삼시 세끼란 말은 인류와는 거리가 멀었다. 인류 역사 대부분의 기간, 평범한 사람들에게 식사란 먹을 수 있을 때 먹어둬야 하는 것이었지, 끼니마다 또는 배고플 때마다 먹을 수 있는 것은 아니었다. 아침, 점심, 저녁을 먹고 그 사이에는 간식을 섭취하라는 현대 영양학적 조언은 과거에는 거의 실현 불가능한 일이었다. 인간에게 끼니는 사회적 약속이지 인체의 생리적 필요에 맞춘 게 아니다. 복잡한 예를 들 필요 없이 아침을 먹든 먹지 않든 직장인의 점심시간이 정오에 맞춰진 것만 봐도 그렇다. 미국 국립노화연구소에서 지난 20여 년 동안 신경과학을 연구하다가 2019년에 은퇴하여 지금은 존스홉킨스대학교에서 연구를 계속하고 있는 마크 맷슨Mark P. Mattson 교수가 인체가 삼시 세끼가 아니라 간헐적 단식에 맞춰 적응할 수 있는 능력을 가지고 있다고 믿는 것은 그런 이유에서이다.[76] 맷슨의 설명에 따르면 단식하는 시간 동안 인체는 뭔가 새로운 것을 만들어 내는 것보다 에너지가 부족한 도전적 상황을 어떻게 참고 이겨낼 것인가에 집중하게 된다. 새로운 단백질을 만들어 내는 일보다는 생존에 필수적이지 않은 단백질을 아미노산으로 해체하고 그 아미노산으로 생존에 필수적인 단백질을 만들어 낸다는 것이다. 열량 제한이 작동하는 방식과 동일하다. 하지만 간헐적 단식은 마냥 굶는 것이 아니다. 16시간 동안 단식하든 24시간 또는 48시간을 단식하든 간에, 단식 기간이 끝나면 다시 음식을 먹을 수 있다. 식사를 재개하면 뇌와 다른 인체 기관에서 새로운 단백질이 만들어진다.

맷슨의 연구에 따르면 간헐적 단식에는 단순한 체중 감량 이상의 효과가 있다. 단식을 하면 뇌 건강과 행복감에도 영향을 주는 것으로 보인다. 배가 고프면 짜증이 나고 화내기 쉬운 사람이 많다는 걸 생각하면 이런 간헐적 단식의 효과는 다소 역설적으로 보인다. 'hangry'라는 새로운 영어단어가 사전에 등재될 정도이다.[77] '배고픈'이란 뜻의 hungry와 '화난'이란 뜻의 angry를 합친 말이다. 배가 고프고 혈당 수치가 내려가면 뇌에 에너지 공급이 줄어든다. 에너지원으로 포도당을 사랑하는 뇌가 가만히 있을 리 없다. 스트레스 호르몬인 코르티솔과 아드레날린을 분비하여 어떻게든 혈당을 다시 올리려고 한다. 하지만 동시에 이들 호르몬은 사람을 조금 더 공격적으로 만든다. 배고프면 화가 나기 쉬운 데는 이런 생물학적 이유가 숨어 있다.

그런데 어떻게 간헐적 단식을 하면 뇌 건강과 행복감에 도움이 된다는 것일까? 신경세포의 성장과 생존을 돕고 기능을 향상시키는 물질이 뇌에서 더 많이 생기기 때문이다. BDNF_{Brain-Derived Neutrotrophic Factor}(뇌 유래 신경영양인자)라는 이름의 이 신경 성장 인자는 배고픔이 주는 스트레스를 극복하기 위해 뇌가 적응하는 과정에서 만들어진다. 간헐적 단식의 이런 효과는 직접 단식을 시도해 본 사람이라면 경험으로 알게 된다. 처음 1~2주 동안은 배가 고플 때 짜증이 나는 일이 잦지만, 시간이 지나면서 배가 고플 때도 평정심을 유지하며 감정을 조절하는 능력이 향상된다는 느낌을 받는다.

배가 고픈데 왜 뇌가 더 기민하게 반응하는지는 현대인보다 원시인의 입장에서 바라보면 이해하기 더 쉽다. 배가 고프다는 것은 먹을 수 있는 무언가를 찾아내야 한다는 것이고, 생존에 필요한 음식을 찾으려면 어떻게 해야 할지 머리를 굴리게 된다는 게 맷슨의 설명이다. 내 경험상 이런 맷슨의 설명을 머릿속에 기억해 뒀다가 간헐적 단식 중에 떠올리는 것은 배고픈 걸 참는 데 상당한 도움이 되었다.

맷슨은 동물실험을 통해 간헐적 단식이 당뇨병, 심혈관질환, 암뿐만 아니라 뇌졸중, 파킨슨병, 알츠하이머병과 같은 신경질환 위험을 낮춘다는 사실도 확인했다. 물론 이러한 결과는 실험동물을 사용한 연구에 따른 것이어서 사람에게도 동일한 효과가 있는지에 대한 추가 확인이 필요하다. 하지만 적어도 간헐적 단식이 정상 체중이거나 과체중인 사람에게 체중을 줄이고 인슐린 저항을 낮추며 심혈관계 질환 위험을 감소시키는 효과가 있다는 연구 결과는 이미 다수 존재한다. 맷슨은 자신의 이러한 간헐적 단식의 효과가 세포에게 약간의 스트레스를 주고 여기에 적응하도록 하여 미토콘드리아를 더 건강하게 만들고 DNA 복구와 자가포식을 강화하는 쪽의 신호를 활성화하기 때문이라고 설명했다.[76]

간헐적 단식이 이런 효과를 내는 이유를 더 잘 이해하기 위해 식사 뒤에 인체 내에서 어떤 일이 일어나는지 단계별로 살펴보자. 식후 4시간 동안은 음식에서 소화·흡수되어 체내로 들어오는 당분에 의해 혈당이 유지된다. 물론 식사를 한다고 바로 혈당치가 상승하는 것은 아니다. 위장관을 따라 이동하면서 음식이 잘게 쪼개져 소화·흡수되면서 식후 15분 정도가 지나면 비로소 혈당이 오르기 시작한다. 당뇨병 환자에게 저혈당이 올 때 포도당 캔디나 과일주스를 마시고 15분 뒤에 혈당을 체크하는 것은 당분이 소화·흡수되는 데 그 정도의 시간이 걸리기 때문이다. 핏속에 당이 늘어나도 세포가 이용하지 못하면 소용이 없다. 그런데 세포 속으로 당이 그냥 들어갈 수는 없다. 빗장이 걸린 세포로 당분이 들어갈 수 있도록 문을 열어주는 열쇠가 필요하다. 바로 이런 열쇠 역할을 수행하는 호르몬이 인슐린이다. 인슐린은 근육세포 속으로 당을 밀어 넣는 역할을 하는 데 더해 지방세포에도 작용한다. 인슐린이 지방세포에

작용하면 당과 지방을 지방세포 속으로 밀어 넣어 저장하는 효과도 있다. 인슐린 분비가 과하면 지방은 더 많이 저장되고 지방의 분해는 억제된다.

식후 4시간이 지나면서부터는 인슐린 분비는 줄어들기 시작하고 배가 살짝 고플 수 있다. 이렇게 되면 포도당만 좋아하는 뇌가 짜증을 내기 시작한다. 무게로는 인체의 2%에 불과하지만 하루 기초대사량의 20%를 소비한다는 바로 그 뇌 말이다. 우리가 쉬고 있을 때 뇌는 핏속에 돌아다니는 포도당의 60%를 가져다 쓴다. 이렇게 포도당을 사랑하는 뇌가 포도당을 내놓으라고 외치면 글루카곤이라는 호르몬이 분비되면서 간에 저장된 탄수화물(글리코젠)을 포도당으로 분해하여 뇌와 다른 장기에 공급하기 시작한다. 그래도 안 먹고 참으면 다음 단계에 진입한다. 과학자들이 대사 전환metabolic switch이라고 부르는 단계이다. 뇌가 선호하는 포도당 대신 어쩔 수 없이 지방산과 지방산에서 유래한 케톤을 에너지원으로 쓰는 쪽으로 방향을 틀게 되는 시점이다. 평소에 뇌와 인체가 좋아하는 에너지원은 포도당이다. 포도당이 충분할 경우 케톤은 적은 양만 만들어진다. 하지만 단식을 하거나 운동을 오래 하여 포도당을 소진하면 그때는 포도당 대신 케톤을 에너지원으로 사용하게 된다. 이렇게 지방을 에너지원으로 소모하고 인체가 지방의 저장보다 사용 쪽으로 태세를 전환하게 되면 체중이 줄어든다. 이러한 대사 전환은 간헐적 단식이 비만과 그로 인한 대사성 질환을 치료하는 데 효과가 있다고 보는 이유가 된다.

어떻게 간헐적 단식이 이런 효과를 낼까? 지방을 사용하려면 핏속을 돌아다니는 인슐린이 줄어들고 간에 저장된 글리코겐을 소모해야 한다. 그러려면 굶어야 한다. 반대로 끼니와 끼니 사이에 간식을 먹으면 인슐린 수치가 떨어지기 어렵고 그만큼 지방을 에너지원으로 쓰기도 어렵다. 그러면 얼마나 굶어야 할까? 최소한 10~12시간은 굶어야 비로소 지방을 태워 에너지원으로 사용하기 시작한다. 간에 글리코겐이 얼마나 저장되어 있느냐에 따라 지방을 에너지원으로 쓰는 대사 전환까지 길게는 36시간이 걸릴 수도 있다. 간헐적 단식을 할 때 최소한 12시간은 굶어야 효과를 본다는 이야기가 나오는 것은 이런 배경 때문이다.[78]

반면 하루 세 끼를 먹는 사람은 글리코겐을 소진할 일이 없다. 식후 혈당이 올라갔다가 내려가면 또 먹어서 올리는 일이 낮 동안 반복되고 밤에 자는 동안에는 저장한 탄수화물로 혈당을 유지하다가 아침이 되면 식사로 다시 끌어올린다. 이런 과정이 반복되므로 저장된 지방을 소모할 필요가 없을뿐더러 케톤이 생겨날 일도 없다.

다음 그림에서 두 번째 경우(B)처럼 일주일에 닷새는 평소대로 식사하고 이틀은 최소한의 열량(여성 500kcal, 남성 600kcal)만을 섭취하는 5:2 간헐적 단식 또는 격일로 단식을 할 때는 지방산과 케톤을 에너지원으로 사용하는 대사전환이 이뤄지고 지속되는 시간이 14~16시간 이상으로 긴 편이다. 하루 중 18시간을 굶고 6시간 동

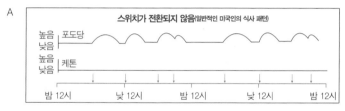

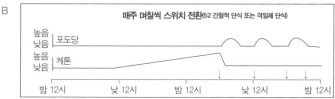

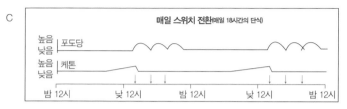

식사 패턴에 따른 신진대사 스위치 변화[78]

안에만 식사하는 방법으로 단식할 경우는 굶는 시간의 마지막 6~8시간 동안 지방산과 케톤의 소모가 늘어나고 혈중 케톤 수치가 올라간다. 보통 가장 인기 있는 간헐적 단식법인 16:8, 즉 16시간 단식 후 8시간 동안 식사를 하는 방법으로는 마지막 4~6시간 동안 지방산과 케톤을 사용하게 된다.

이렇게 간헐적 단식을 하면 인간의 노화 방지와 수명 연장에도 효과가 있을까? 사람을 대상으로 한 장기간 연구 결과는 드물다. 2018년에 미국 연구팀이 다발성 경화증(MS) 환자를 대상으로 2

개월 동안 간헐적 단식과 섭취 열량 제한 중 하나를 따르도록 하고 아무런 제한을 하지 않은 세 번째 그룹과 비교한 결과, 간헐적 단식과 섭취 열량 제한(소식) 다이어트 양쪽 다 체중이 줄고 증상이 완화되었다.[79] 부작용 면에서도 둘 다 안전한 것으로 나타났다. 연구진은 간헐적 단식과 소식 둘 중 어느 쪽으로든 섭취 열량을 줄이는 게 다발성 경화증 환자에게 큰 부작용 없이 체중을 줄이고 증상을 완화하는 데 도움이 된다고 설명했다. 마크 맷슨이 발표한 2007년 연구에서는 과체중이며 가벼운 천식을 앓는 환자가 간헐적 단식을 하면 도움이 되는지 살펴봤다.[80] 참가자들은 격일로 하루는 원래대로 식사하고 다음 날은 평소 섭취 열량의 20%만 먹도록 했다. 2개월 동안 이런 식으로 간헐적 단식을 계속한 결과는 놀라웠다. 참가자들의 체중이 8% 줄고 천식 증상이 좋아졌으며 삶의 질도 향상됐다. 또한 가벼운 천식 환자가 24시간 단식을 하고 나서, 호흡곤란을 일으키는 염증이 완화되는 효과가 발견되기도 했다.[81] 물론 이러한 증상 완화가 있다고 해서 천식약 대신에 단식을 하겠다고 생각하는 것은 곤란하다. 이 연구는 소수의 참가자를 대상으로 했으며 스테로이드를 사용해 본 적이 없는 가벼운 천식 환자에 대한 것이었다.

2016년 미국 캘리포니아대학교 연구에서는 단식이 암의 재발을 막는 효과가 있는 것으로 나타나기도 했다.[82] 초기 단계의 유방암 환자 2,400명을 대상으로 한 이 연구에서 약 400명이 7년 내에 새로운 종양이 생겼는데 공복 시간에 따라 재발율에 차이가 있었다. 밤 13시간 동안 단식한 여성은 그렇지 않은 사람에 비해 재발 위험이 26% 낮았다. 관찰연구의 한계상 인과관계를 밝히기 어렵고 이러한 차이가 나타난 이유를 정확히 알기도 힘들다. 하지만 혈당이 모자랄 경우 빠른 성장과 증식을 위해 더 많은 당을 필요로 하는 암세포가 정상 세포에 비해 단식 중 당의 농도가 낮게 유지되면 더 취약하기 때문일 가능성이 있다.

사람을 대상으로 한 간헐적 단식에 대한 제일 놀라운 연구 결과는 1957년 스페인의 요양원에서 진행된 것이다. 연구자들은 120명의 60대 노인을 두 집단으로 나누고 한쪽은 평소대로 식사하도록 하고, 다른 한쪽은 간헐적 단식을 하도록 했다. 실험 대상자가 연로한 만큼 완전히 굶는 방식은 아니었다. 하루는 평소대로 먹고 다음 날에는 평소의 절반인 약 900kcal만을 섭취하도록 제한했다. 이렇게 3년을(요즘 윤리 기준으로 보면 길어도 너무 길다) 교차 식단으로 단식하게 한 다음 두 집단을 비교한 결과 평소대로 먹은 환자들이 병원을 찾은 날이 간헐적 단식 집단에 비해 2배 더 많았다. 사망자 수도 일반 식단 사망자 수(13명)가 교차 식단 사망자 수(6명)에 비해 2배 이상 많았다. 윤리적으로 재현하기 매우 어려운 연구 결과이고 참가자 수가 적다는 한계가 있지만 여기에서 확인할 수 있었던 간헐적 단식의 효과 자체는 긍정적이다.[83]

간헐적 단식의 체중 감량 효과

역사적으로는 단식을 종교적 이유나 정치적 항의 수단으로 실행하게 되는 경우가 많았다. 실제로 사람을 대상으로 한 간헐적 단식에 대한 연구 중에는 라마단 기간 이슬람교도를 대상을 한 게 많다. 이슬람 음력 기준으로 9월에 해당하는 절기로, 약 30일 동안 계속되는 이 기간 동안에는 해가 떠 있는 동안 금식을 해야 한다. 지역별로 해 뜨는 시간이 달라지므로 이렇게 단식하는 시간은 11시간에서 18시간 정도가 된다. 이슬람교를 믿는 사람의 수가 세계인구의 약 24%라는 점을 감안하면 엄청난 규모라고 볼 수 있다.

그러나 건강상의 이유에서 단식을 옹호한 사람 또한 적지 않다. 벤저민 프랭클린 또한 단식이 몸에 좋다고 여긴 사람 중 한 명이다. 그는 "가장 좋은 약은 쉬면서 단식하는 것"이라고 했다.[84] 파슨 윔즈가 알비제 코르나로의 책을 미국판으로 펴낼 때 프랭클린의 에세이를 포함시킨 데는 그만한 이유가 있었던 셈이다. 작가 마크 트웨인Mark Twain은 "보통의 아픈 사람들에게는 약간 굶는 것이 최고의 약과 의사보다 실제로 더 나을 수 있다"라고 말했다.[85]

2020년대에 들어 간헐적 단식의 의미는 더 확장됐다. 이제 간헐적 단식은 건강, 체중, 수명 연장에 관심 있는 사람에게 가장 인기 있는 다이어트이다. 물론 그중에서도 대다수에게 가장 눈길이 가는 부분은 체중 감량이다. 간헐적 단식은 제니퍼 애니스톤Jennifer Aniston, 비욘세Beyonce, 베네딕트 컴버배치Benedict Cumberbatch, 휴 잭맨Hugh

Jackman, 크리스 프랫Chris Pratt 같은 할리우드 스타의 체중 감량과 건강관리법으로 유명하다.

체중 감량 면에서 간헐적 단식의 효과는 어떨까? 현재까지의 연구 결과는 대체로 긍정적이다. 효과가 나타나기까지 걸리는 시간과 감량 폭에는 상당한 개인차가 있다. 하지만 2015년 호주 연구팀에서 40건의 연구를 모아서 분석한 결과 10주 동안 체중이 3~5kg 줄어든 경우가 제일 흔한 것으로 나타났다.[86] 기간을 늘린다고 하여 체중이 더 줄어드는 것 같지는 않다. 다른 다이어트와 마찬가지로 간헐적 단식도 처음에는 빠르게 체중이 줄어들다가 나중에는 점점 체중 변화가 줄어든다. 어떤 방식으로 다이어트하든 처음에 체중이 잘 빠지는 이유는 글리코겐과 관련되어 있다. 보통 사람의 몸에는 간에 100g, 근육에 500g 정도, 총 600g의 글리코겐이 저장되어 있다. 글리코겐은 탄수화물이며 물과 친하여, 자기 무게의 3~4배 되는 양의 수분과 함께 저장된다. 전분에 물을 넣어서 끈적끈적하게 반죽된 상태를 생각해 보면 쉽게 이해할 수 있다. 그러니 실제로 글리코겐이 차지하는 무게는 600g의 4~5배인 2.4~3kg에 달한다.

간에 글리코겐의 형태로 저장된 탄수화물은 12시간 이상 단식하면 소진되고 근육에 저장된 글리코겐은 고강도의 운동이나 장시간 운동으로 소진 가능하다. 다이어트로 섭취 열량을 줄이고 운동과 단식으로 간과 근육의 글리코겐을 전부 써버리면 2~3kg이 줄어든다는 계산이 나온다. 일주일 동안 2~3kg이 안 빠지면 환불해 준다는 다이어트 광고문구는 이런 이유로 가능한 일이다. 하지만 이런 식으로 다이어트 초기에 줄어든 것은 체지방이 아니라 저장해 둔 탄수화물이므로 원래 식단으로 돌아가면 체중 또한 금방 원상복구 된다. 체지방을 줄이고 체중을 유지하기 위해서는 자신에게 맞는 다이어트 방법을 오랫동안 유지하는 게 중요하다. 간헐적 단식은 그런 식으로 장기간 유지하기 위한 식사법으로 적절하다. 일주일 단식과 같은 조금 더 극단적인 방법에 비하면 16시간 동안 굶고 8시간 동안 식사하는 방법은 훨씬 쉽다. 저녁 8시부터 안 먹고 다음 날 첫 끼니를 정오에 먹는다면 16시간 단식하게 되는 셈이니 말이다. 그런데 이렇게 되면 문제가 하나 생긴다. 아침을 건너뛰게 된다는 것이다. "아침은 왕처럼, 점심은 왕자처럼, 저녁은 거지처럼 먹으라"라는 영어권 격언도 있는데 이래도 될까? 아침식사를 잘 먹어야 건강에 유익하다는 연구 결과도 많은 게 사실 아닌가?

아침은 꼭 먹어야 할까

하루 중 제일 중요한 식사가 아침식사라는 이야기는 거의 정설처럼 들린다. 직관적으로 이해하기도 쉽다. 일어나서 아침을 먹어야 하루를 활기차게 시작하는 데 필요한 에너지를 얻을 수 있다. 게다가 아침식사를 하는 게 비만, 심혈관계 질환, 2형 당뇨병 위험을 줄여주며 어린이가 학교에서 더 좋은 성적을 내도록 도와준다는 연구 결과도 있지 않은가.[87, 88, 89, 90] 하지만 이런 연구 결과는 단지 아침을 먹는 사람과 그렇지 않은 사람 간의 생활습관 차이 때문일 가능성이 있다. 아침을 먹는 사람이 아침을 거르는 사람에 비해 흡연하지 않고 규칙적으로 운동하는 등 건강에 유익한 생활습관을 지닌 것일 뿐, 아침식사 자체가 특별한 효과를 낸 게 아닐 수 있단 뜻이다. 게다가 이들 연구의 대부분이 출판 편향publication bias에서 자유롭지 않다. 2013년《미국임상영양학저널American Journal of Clinical Nutrition》에 실린 연구 결과 아침식사와 비만의 관계에 대한 연구논문 다수가 이렇게 편향된 것으로 드러났다.[91] 아침식사를 건너뛰는 것과 비만 사이의 관계는 인과관계가 아니라 단순한 상관관계였음에도 불구하고 마치 원인과 결과인 것처럼 묘사하거나 또는 그렇게 느껴지도록 왜곡하여 해석하는 경우가 많았다. 다른 연구 결과를 인용할 때도 마찬가지로 아침식사를 거르면 비만이 유발되는 것처럼 확대해석하거나 없는 인과관계가 존재하는 것처럼 단어를 선택했다. 인과관계를 알아보기 위해서는 실험 대상을 무작위로 골라 한쪽은 아침을 거르도록 하고 다른 한쪽은 아침을 꼭 먹도록 하여 결과를 비교하는 방식으로 연구해야 한다. 하지만 2~3주 동안 그런 방식으로 연구한 4건의 결과는 모두 동일했다. 아침식사를 먹든 말든 체중에 변화가 없다는 것이다.[92] 2019년 무작위 임상시험 연구 13건을 종합 분석한 결과도 마찬가지 결론이었다. 아침식사를 먹는 게 체중 감량에 좋은 전략이 될 수 없으며 아침식사를 먹

으면 오히려 하루 총 섭취 열량이 늘어나 원하는 결과와 반대로 살이 찔 수 있다는 것이었다.[93]

어린이나 청소년이 아침을 먹으면 학교 공부를 더 잘한다는 것만큼은 사실이다.[94] 물론 여기에도 연구 방법이나 출판 편향이 있을 수 있다. 학교에서 아침을 주는 경우에 출석률이 좋아지는 게 부분적으로 이런 긍정적 결과에 기여했을 수도 있다. 하지만 성장기 어린이나 청소년에게 적절하고 균형 잡힌 영양 섭취가 중요하다는 데는 의문의 여지가 없다. 간헐적 단식이나 섭취 열량 제한은 성장을 멈춘 성인에게는 좋은 선택일지 몰라도 어린이에게 적합하다고 보기는 어렵다.

삼시 세끼는 지금의 표준일 뿐 과거에도 통용되던 기준은 아니다. 아침, 점심, 저녁 세 끼니 중 아침과 저녁은 우리말인데 점심은 한자어인 것만 봐도 그렇다. 조선시대 사람들의 끼니는 하루 두 끼, 조석이었다. 과거 유럽에서도 끼니는 두 끼가 기본이었다. 요리의 역사에 대한 다수의 책을 쓴 푸드라이터 헤더 안트 앤더슨Heather Arndt Anderson은 『아침식사의 문화사Breakfast: A history』에서 15세기 유럽에는 어린이나 노인, 병자, 육체노동자들이나 아침식사를 한다는 관념이 널리 퍼져 있었으며, 심지어는 아침식사가 천박하고 상스러운 일로 여겨지기까지 했다고 설명한다. 심지어 의사들이 건강한 성인에게 아침을 먹지 말라고 권하기까지 했다. 그런 문화적 배경으로 인해 영어에서는 아침에 해당하는 단어 breakfast가 제일 나

중에 등장한다. 하루 세끼가 지금처럼 정착된 것은 18세기부터 19세기에 걸친 산업혁명 이후의 일이다. 노동자들은 공장에서 일하기 위해 아침식사가 필요했고 중산층 부르주아는 자신들의 부를 과시하기 위해 호사스러운 아침식사를 먹기 원했다.

역사를 살펴보면 아침식사를 먹는 게 반드시 필요한 일은 아닌 것 같다. 아침식사를 먹는 게 좋은가 먹지 않는 게 좋은가는 그보다 시대의 문화와 조류에 따라 결정되곤 했다. 하지만 아침식사로 무엇을 먹느냐에 대한 문제는 건강과 결부되는 경우가 많았다. 오늘날 미국식 아침식사의 상징처럼 여겨지는 달걀과 베이컨이 좋은 예이다. 아침부터 달걀과 베이컨이라니, 생각만 해도 느끼하다는 사람이 있을 법하지만 북미에서는 굉장히 흔한 아침식사 메뉴이다. 호텔 조식 뷔페에 이 둘이 빠지지 않는 이유이기도 하다. 그런데 달걀과 베이컨이 미국 아침식사의 전형으로 자리 잡은 건 겨우 100년 정도밖에 되지 않았다. 영국에서는 19세기 초에 베이컨과 달걀이 일상적 아침식사로 등장했다. 하지만 청교도가 이주하여 세운 나라, 미국에서는 달랐다. 특별한 부유층이 아닌 이상 아침식사를 간단히 하는 게 관례였다. 1920년대 이전에는 커피나 오렌지주스에 빵으로 아침을 가볍게 때우는 게 일상이었다. 베이컨 소비를 늘리고 싶었던 제조사가 홍보의 대가 에드워드 버네이스Edward Bernays에게 의뢰하면서 식습관에 변화가 일어났다.

버네이스는 가벼운 아침식사보다 든든한 아침식사가 밤사이

잃어버린 에너지를 채워주니까 좋다는 주장을 폈다. 하지만 홍보 전문가의 말을 대중이 그냥 믿어줄 리는 없었다. 물론 버네이스도 그 사실을 잘 알았다. 그는 의사 5,000명에게 편지로 설문 조사한 내용을 광고에 사용했다. 가벼운 아침식사와 든든한 아침식사 중에 건강에 뭐가 더 좋은가 물어보니 의사 4,500명이 건강을 위해 든든한 아침식사를 권했다는 것이었다. 버네이스의 회고에 따르면 응답자 다수는 베이컨과 달걀을 아침식사에 포함시켜야 한다고까지 답했다. 그의 홍보 전략은 통했고 베이컨 판매량은 치솟았다. 아직도 미국에서 소비되는 베이컨의 70%는 아침식사에 소비되고 있다고 한다.

베이컨만 그런 건 아니다. 우리가 아침식사로 즐겨 먹는 시리얼 역시 첫 시작은 비슷했다. 1863년 아침식사용 시리얼을 처음 발명한 제임스 칼렙 잭슨James Caleb Jackson부터, 20세기 초 시리얼의 대유행을 이끈 켈로그Kellogg 형제와 포스트Charles William Post에 이르기까지 시리얼이 건강식품이며 아침식사로 좋다는 이야기를 계속했다. 아침식사로 시리얼을 먹으면 건강에 좋다거나 체중 조절에 도움이 된다는 연구 결과는 대개 시리얼 제조사의 후원을 받은 것들이다. 그런데 2014년에는 그런 연구 중 하나에서 제조사가 원치 않는 결과가 나왔다.[95] 4주 동안 과체중 또는 비만인 성인을 대상으로 물만 마시게 한 경우, 각각 시리얼과 오트밀을 아침식사로 먹게 한 경우를 나누어 분석한 결과 아침을 거르고 물만 마신 사람들만 체중이 평균적으로 1.2kg 줄었다. 아침식사를 한 다른 두 그룹은 체중 변화가 없었다. 대신 아침을 거른 쪽은 총 콜레스테롤이 아주 살짝 증가했다. 하지만 유의미한 차이라고 보기 어려울 정도로 작은 차이였다. 아침식사가 건강에 유익하다는 연구 결과가 반복해서 뉴스에 보도되지만 실제로 자세히 들여다보면 대부분 이런 식이다.

반대로 최근 들어서 간헐적 단식 쪽으로 건강 트렌드가 변화하면서 아침이나 저녁식사를 거르고 공복 시간을 늘리는 방법이 유익한 효과를 낸다는 연구 결과도 함께 늘어나고 있다. 물론 자유롭게 생활하는 인간을 대상으로 식사법의 효과를 연구한다는 것은 어려운 일이다. 간헐적 단식의 이로움을 보여주는 결과도 있지만 이와 상충하는 결과도 나오고 있다. 너무 성급한 결론을 내릴 수는 없다. 간헐적 단식의 효과에 대해 더 잘 알려면 더 많은 후속 연구와 시간이 필요하다. 하지만 아침식사에 마법과 같은 효과가 없다는 것만큼은 분명하다. 아침을 반드시 먹어야 건강에 유익하다고 볼 만한 과학적 근거는 거의 없다.

아침을 건너뛰고 점심을 제대로 먹는 것은 체중 감량에도 효과적인 전략이 될 수 있다. 2016년 《미국임상영양학저널》에 실린 연구에서는 과체중 또는 비만인 평균나이 33세 여성 80명을 대상으로 점심을 배불리 먹은 쪽과 저녁을 배불리 먹은 쪽의 체중 변화를 비교했다.[96] 하루 섭취 열량의 50%를 점심에 먹고 저녁에 20%를 먹느냐 또는 점심에 20%를 먹고 저녁에 50%를 먹느냐를 달리했을 뿐 하루 섭취 열량은 동일했다. 그 결과 점심을 배불리 먹은 참가자(평균 5.9kg 감량)가 저녁을 배불리 먹은 참가자(평균 4.4kg 감량)보다 감량 폭이 1.5kg 더 컸다. 이러한 결과는 수면 시간과 가까운 저녁 시간에 먹은 열량보다 낮에 섭취한 열량이 더 많이 소비되고 덜 저장될 것임을 시사한다.

그러니 아침은 걸러도 된다. 사실 간헐적 단식을 실행하기 제일 좋은 방법은 저녁식사를 최대한 빨리 마치고 아침을 건너뛰는 것이다. 자는 시간 동안 먹을 수 있는 사람은 거의 없으므로 하루 8시간을 자는 사람의 경우 앞뒤로 4시간씩만 더하면 16시간 공복을 쉽게 달성할 수 있다. 예외가 있긴 있다. 체중이 97~98kg까지 육박했을 때 나는 자다 새벽에 깨서 음식을 먹고 다시 자곤 했다. 나는 특별한 약속이 없는 날이면 점심을 11시에 먹고 저녁을 4~5시에 마친다. 이렇게 하면 하루 18~19시간을 공복으로 지낼 수 있다. 하지만 문제는 아침에 일어나서 마시는 커피다. 커피에 설탕과 크림을 넣어 고열량 음료로 만들어 먹지 않는 한 블랙커피를 마시는 것 자체는 간헐적 단식에 영향을 주지 않는다. 커피의 열량은 단식에 영향을 끼칠까 걱정 없이 마셔도 될 정도로 낮다. 스타벅스 아메리카노 커피 톨사이즈 한 잔은 355ml이며 열량은 10kcal이다. 단백질 1g과 카페인 150mg이 들어 있다. 드립커피인 오늘의 커피는 그보다 더 낮은 5kcal에 카페인은 260mg으로 더 많다. 집에서 종이필터에 내려서 마시는 원두커피는 드립커피로 오늘의 커피와 비슷한 수준이다. 이 정도로는 섭취 열량 면에서 간헐적 단식의 공복 상태에 별 영향을 주지 않는다.

카페인의 영향은 조금 더 복잡하다. 대체로 카페인은 식욕을 억제하는 쪽으로 작용한다. 커피를 마시고 3~4시간 뒤에 식사할 때는 식욕이나 식사량에 미치는 영향이 거의 없다. 그런데 반대로 카페인 섭취 뒤 0.5~4시간 이내에 식사하면 섭취 열량이 100kcal 정도 줄어든다는 연구 결과도 있다.[97] 카페인이 식욕에 미치는 영향은 사람마다 다르다. 카페인에 대한 민감도가 사람마다 다르기 때문이기도 하고 커피 속 카페인이 스트레스 호르몬이라고 불리는 코티솔 수치를 높이면 사람에 따라 식욕이 늘어나기 때문이기도 하다. 더욱이 커피를 마실 때 간식을 곁들여 먹는 습관이 있다면 커피가 다이어트에 도움이 되긴 어려울 듯하다.

사람에 따라서는 빈속에 커피를 마셨을 때 속쓰림을 경험하기도 한다. 이를 완화하기 위해서는 약간의 음식을 곁들이면 좋다고 하지만 그 곁들임이 너무 과해지면 본말전도이다. 커피 향기가 없으면 도저히 아침을 여는 기분이 들지 않는 나 같은 사람에게는 뭔가 해결책이 필요하다. 내 경우 그릭요거트 1Ts에 엑스트라 버진 올리브유 1ts를 먹고 나서 커피를 마시면 속이 덜 부대낀다. 정확히 계량하는 건 아니다. 그릭요거트는 크게 한 스푼, 올리브유는 작게 한 스푼 먹는 정도로 먹으면 적당한 느낌이다. 평소에는 저울로 재는 일은 없지만 기록으로 남기기 위해 측정해 본 결과 그릭요거트 30그램, 올리브유 3그램 정도였다. 수분을 짜낸 그릭요거트는 일반 요거트에 비해 단백질과 지방 함량이 높다. 내가 주로 먹는 제품은 100g당 170kcal이니 30g이면 51kcal, 여기에 1g당 9kcal인 올리브유의 열량 27kcal가 더해진다. 커피의 열량까지 더해도 100kcal를 넘지 않는다.

그릭요거트에 들어 있는 단백질, 지방, 탄수화물의 비는 3:3:2 정도로 단백질, 지방의 비율이 높은 편이어서 천천히 소화 흡수된다. 단백질, 지방이 많이 들어 있는 음식은 위에 머무르는 시간이 길다. 음식이 위에 머무는 시간이 길수록 장으로 느리게 이동하므로 포만감은 길게 가져가면서 혈당이 요동치지 않고 완만하게 오르게 만들 수 있다. 위에 머무는 시간은 대체로 고지방식일 때 4~6시간으로 제일 길고, 고단백질 음식일 때가 2~4시간, 고탄수화물 음식은 1~2시간으로 제일 짧은 편이다. 하지만 실제로는 단백질, 지방, 탄수화물의 구성비뿐만 아니라 다른 여러 요소가 음식물이 위에서 장으로 배출되는 시간에 영향을 준다. 음식의 물성이 고체에 가까운지 액체에 가까운지에 따라 달라지고(고형일수록 오래 머문다), 같은 이유로 탄수화물 중에도 수용성 섬유질이 풍부한 식사를 하면 위장속 음식물이 끈끈한 젤리처럼 되어 위에 오래 머문다.

위에 음식이 머무는 시간에는 개인의 체질에 따라서도 차이가 생긴다. 미국 메이요클리닉에서 2021년에 진행한 연구에 따르면 비만의 유형은 유전 형질에 따라 네 가지로 나타난다.[98] 먹어도 만족감을 잘 못 느끼는 배고픈 뇌 유형hungry brain, 먹으면 기분이 좋아져서 많이 먹는 감정적 배고픔 유형emotional hunger, 음식이 위에서 너무 빨리 배출되어 포만감을 잘 못 느끼는 배고픈 배 유형hungry gut, 대사율이 떨어져서 살찌기 쉬운 느린 대사 유형slow burn이다. 이 연구에서는 각각의 유전형질에 맞게 비만 치료제를 골랐을 때 이를 무시하고 약을 쓴 사람에 비해 1년 뒤 체중이 1.75배 더 많이 줄었다. 1년의 다이어트 뒤에 체중을 10% 이상 감량한 사람의 비율도 자신의 비만 유형에 맞는 약을 선택했을 경우가 79%로 그렇지 않은 경우(34%)보다 2배 이상 높았다.

지금 한창 각광받고 있는 다이어트 신약인 GLP-1 유사체 또한 어떤 사람에게는 강한 효과를 보이고 또 다른 누군가에게는 별 효과가 없을 수 있다. 이 연구를 후원한 미국 바이오테크기업 페노믹스 사이언스는 위에 음식이 머무는 시간이 짧아서 배가 빨리 꺼지는 배고픈 배 유형일 경우 앞에서 다룬 GLP-1 유사체의 효과가 높게 나타날 가능성이 있다고 설명한다. 위에 음식이 머무는 시간은 나머지 3개 유형에서 110분 내외로 큰 차이가 없고 배고픈 배 유형만 83분으로 유독 짧은 편이다. 이들은 2023년 4월 미국에서, 침(타액)으로 배고픈 배 유형을 진단할 수 있는 제품을 출시했다. 이 검사 도구는 병원에서 진단용으로 사용 가능하며 환자가 직접 쓸 수 있는 자가진단키트로는 아직 출시되지 않았다. 페노믹스가 앞서 2년 전에 비만의 네 가지 유형을 검사할 수 있는 테스트를 출시하려다가 검사 결과의 신뢰성 문제로 포기했던 적이 있었음을 감안하면 이번 진단 도구도 어느 정도로 믿을 만한가에 대해서는 시간을 두고 지켜봐야 할 것 같다. 하지만 검사가 가능하다면 내 유형은 어느 카테고리에 속하는지 한번 알아보고 싶기는 하다.

간헐적 단식의 부작용

공복 시간을 길게 가져간 다음 식사하게 되면 과식 또는 폭식을 하게 되지는 않을까? 대체로 식욕이 줄어들 가능성이 높았다.[86] 가령 하루를 굶는다고 해서 다음 날 평소의 2배를 먹는 게 아니라 평소보다 10~20%를 더 먹는 정도에 그친다는 이야기이다. 16시간 공복을 유지할 경우 시간제한을 하지 않고 먹을 때보다 하루 섭취 열량이 300~500kcal 줄어든다. 물론 여기에는 개인차가 존재한다. 하루에 한 끼를 먹더라도 그 한 끼에 하루 필요 열량을 초과하는 양의 음식을 욱여넣는 것도 충분히 가능한 일이다. 또한 사람에 따라서는 매 끼니 양을 줄여 먹는 것보다 간헐적 단식이 더 힘들 수도 있다. 앞서 소개한 2018년 다발성 경화증 환자를 대상으로 한 연구에서도 체중 감량은 비슷했지만 간헐적 단식을 시도한 쪽이 다이어트 이행률 면에서 저조한 편이었다. 하지만 2015년 40건의 연구 결과를 종합하여 분석한 결과 간헐적 단식이나 그냥 소식하는 방식으로 열량을 제한하는 다이어트나, 중도에 포기하는 사람의 비율은 비슷했다. 평균적으로는 어떻게 적게 먹든, 적게 먹는 것 자체가 똑같이 힘들다는 이야기이다. 그래도 막상 시도해 본 사람들은 자신에게 더 잘 맞는 다이어트가 있다고 느낀다. 평소에 꾸준히 적게 먹는 게 자신에게 맞는지 아니면 간헐적 단식이 더 유지하기 쉬운지에 대해서는 자신이 직접 확인해 보는 게 좋다.

처음에 간헐적 단식을 시도하면 배고픔, 짜증, 집중력 저하와 같은 부작용을 경험하기도 한다. 3~4주 시간이 지나면서 적응하긴 하지만 쉽지만은 않다는 이야기이다. 신경성 식욕부진증Anorexia nervosa (거식증), 신경성 폭식증Bulimia nervosa 과 같은 섭식장애를 경험한 적이 있는 사람에게도 간헐적 단식은 위험하다. 자칫하면 섭식장애를 재발하게 만드는 방아쇠가 될 수 있기 때문이다. 게다가 사회생활을 하다 보면 저녁 약속을 피할 수 없을 때가 종종 생긴다는 문제도 있다. 나도 지인이나 친구들과 저녁식사나 술자리를 가질 때가 많다. 그럴 때는 단식을 잠시 포기하고 양을 조금 줄여서 먹는 쪽으로 태세를 전환하는 게 실용적이다. 다음 날부터 다시 원래 일정대로 공복 시간을 가지면 된다. 매일같이 술자리나 저녁 약속이 있다면 다음 날 아침을 굶고 점심을 최대한 늦게 먹는 것 말고는 별다른 방법이 없긴 하다. 하지만 기억하자. 매일이 축제가 될 수는 없다. 인체는 매일 축제가 계속되는 삶에 잘 적응하지 못한다. 그래도 무시하고 매일 축제와 같은 삶을 이어가면 그 결과는 비만, 고지혈증, 당뇨병과 같은 대사성 질환과 빠른 노화로 나타난다.

간헐적 단식을 시작하기 전에 한 가지 더 기억할 점은 체중 감량 효과 면에서 간헐적 단식과 다른 섭취 열량 제한 다이어트가 비숫하다는 사실이다. 이 부분에서는 대부분의 연구 결과가 한목소리를 낸다. 2017년 미국 연구에서는 건강하지만 과체중이거나 비만인 사람 100명을 세 그룹으로 나눠 간헐적 단식, 소식(섭취 열량 제한)의 효과를 비교했다.[99] 6개월 동안은 체중을 줄이기 위한 다이어트를 진행했다. 간헐적 단식 그룹은 하루는 기준 섭취 열량의 125%를 세 끼로 나눠 먹었고, 다음 날은 기준 섭취 열량의 25%만 한 끼를 먹는 식으로 식단을 조절했다. 하루 먹고 하루 단식하는 1:1 다이어트였다. 소식 그룹은 하루 섭취 열량을 기준치의 75%로 줄여서 세 끼를 먹었다. 대조군은 그냥 100%를 다 먹었다. 이후 6개월 동안은 기준 열량 100%를 다 섭취하면서 체중을 유지하도록 했다. 실제로 다이어트를 할 때도 살이 빠지는 건 주로 처음 6개월이므로 실생활에 맞게 연구를 설계한 것이다. 계산해 보면 두 그룹의 섭취 열량은 동일하다. 두 경우 모두 기준이 되는 열량의 75%만 먹게 되는 셈이니 살이 빠지게 된다. 그렇다면 간헐적 단식과 그냥 소식 중에 더 효과적인 건 어느 쪽이었을까? 연구 결과 어떤 방식으로 섭취 열량을 줄이더라도 체중 감량에는 별 차이가 없는 것으로 나타났다. 혈중 콜레스테롤, 혈당, 인슐린 수치, 염증 정도를 알려주는 지표에도 간헐적 단식과 소식 간에 별 차이가 없었다.

사실 여기에서 주목할 점은 두 가지이다. 하나는 섭취 열량을 줄이면 살이 빠지는 정도는 마찬가지라는 이야기이다. 저탄고지 다이어트 또는 키토제닉 다이어트 또한 이와 비슷하다. 단기적으로는 살이 더 잘 빠지는 듯 보이는 식사법이 있지만 장기적으로는 어떤 다이어트도 결과가 비슷하게 나타난다. 두 번째는 간헐적 단식이나 소식 중 어떤 방법으로 섭취 열량을 줄이든 적게 먹으면 체중이 줄고 혈중 콜레스테롤, 포도당, 인슐린, 염증 지표를 낮출 수 있다는 것이다. 간헐적 단식과 소식에 차이가 없었다는 것일 뿐, 두 경우 모두 평소대로 먹은 사람보다는 건강 지표가 좋아졌다. 간헐적 단식에는 다른 부작용도 있다. 드물지만 불면증이나 입 냄새를 경험하는 사람도 있고, 탈수 증상을 경험하거나 낮 시간에 졸려서 힘들다는 사람도 있었다. 에너지가 부족하니 쉬고 싶어지는 것은 직관적으로 이해할 수 있는 일이다. 당뇨병과 같은 만성질환을 앓는 사람이나 그로 인해 약을 복용 중인 경우에는 무리한 다이어트가 위험할 수 있다. 이런 사람들은 전문가와 상의 없이 과도한 간헐적 단식을 시도하지 말아야 한다. 소식이나 간헐적 단식은 모든 세대를 위한 식사법이 될 수 없다. 성장기 청소년이나 노년층에게는 득보다 실이 많을 수 있다.

2020년《미국의학협회내과학회지 JAMA Internal Medicine》에 실린 연구 결과는 간헐적 단식이 잠재적으로 위험할 수 있음을 보여준다.[100] 근육 손실을 일으킬 수 있다는 것이다. 무작위배정 임상시험으로 116명의 과체중 또는 비만인 성인을 간헐적 단식 또는 삼시 세끼를 먹도록 하고 체중이 줄어드는지 본 결과이다. 양쪽 그룹 모두 특별히 열량에 제한 없이 음식을 자유롭게 먹을 수 있도록 했다. 다만 간헐적 단식 그룹은 저녁 8시에 식사를 마치고 다음 날 정오까지 16시간 공복을 유지하는 16:8 다이어트를 하도록 했다. 3개월 동안 연구가 진행된 뒤에 간헐적 단식을 한 사람들은 체중이 0.94kg 줄었다. 삼시 세끼를 다 먹은 쪽은 0.68kg이 빠졌다. 간헐적 단식을 한 쪽이 체중이 0.26kg 정도 더 줄어들긴 했지만 큰 의미 없는 수치였다. 하지만 미세한 체중 감량의 차이보다 결정적인 차이가 있었다. 간헐적 단식 그룹의 경우 근육량이 조금 줄었들었던 것이다. 나이가 들수록 근육량이 감소하며 근감소증이 심하면 사망 위험도 증가한다.

이런 연구 결과는 논문의 주요 저자 중 한 명이며 심장 전문의인 이선 바이스Ethan Weiss 박사에게도 충격적이었다. 바이스 본인도 2014년부터 하루 16시간씩 간헐적 단식을 해온 간헐적 단식의 열렬한 옹호자였기 때문이다. 바이스는 결과를 믿을 수가 없었다. 통계학자에게 실험 데이터를 다시 분석해 달라고 요청하여 모두 네 차례 분석을 거치도록 했지만 결과는 그대로였다. 간헐적 단식 그룹과 삼시 세끼 그룹의 체중 감량에는 통계적으로 유의미한 차이가 없었다. 바이스는 연구 결과를 확인하고 나서부터는 다시 아침 식사를 재개했다.[101] 간헐적 단식의 효과가 생각보다 크지 않은 것일 수도 있지만 3개월의 연구 기간이 짧아서 단식의 효과를 충분히 반영하지 못한 것일 수도 있다는 게 다른 전문가들의 지적이다. 참가자들이 저녁에 많이 먹는 식의 간헐적 단식을 하여 효과가 떨어졌다고 보는 전문가도 있다. 하지만 연구진은 단식을 하는 사람들이 단백질을 적게 먹어서 근육 손실이 커진 게 아닌가 추측했다. 간헐적 단식을 하면서 무엇을 먹을지에 대해 따로 안내하지 않아서 사람들이 단백질을 적게 먹었을 가능성이 있다는 것이다. 이전 연구에서 간헐적 단식을 하면서 단백질 섭취를 충분히 하도록 한 경우 근육량에 변화가 없었다는 점을 감안하면 이런 추측에는 설득력이 있다.

실제로 기간을 더 늘려 12개월 동안 간헐적 단식을 할 경우 특별히 기존 소식 다이어트에 비해 근육량이 더 감소하지 않았다.[102] 중국 광저우에서 비만인 남녀 139명을 대상으로 소식으로 섭취 열량을 제한한 다이어트와 간헐적 단식에 섭취 열량 제한을 더한 다이어트를 비교한 연구였다. 2022년 4월 NEJM에 실린 연구 결과이다. 참가자들은 음식을 먹을 때마다 사진을 찍고 음식 일기를 기록하는 식으로 다소 엄격하게 섭취 열량을 제한하도록 요청받았다. 소식이든 간헐적 단식이든 여성은 하루 1,200~1,500kcal, 남성은 1,500~1,800kcal로 제한된 열량만을 섭취하도록 했다. 12개월 동안의 다이어트 결과 간헐적 단식 그룹은 평균 8.0kg이 빠졌고 소식 그룹은 6.3kg이 빠졌다. 두 그룹 간 체중 감량 차이는 1.8kg이었지만 통계적으로 의미 있다고 보기 어려운 수준이었다. 허리둘레, 체지방량, 제지방량(지방을 제외한 나머지 부분, 즉 근육, 뼈, 장기 등의 무게)에서도 두 그룹이 다르지 않았다. 간헐적 단식으로 살을 뺀다고 해서 특별히 근육이 더 줄어드는 현상은 나타나지 않았다는 이야기이다. 혈압, 맥박수, 중성지방(TG), 혈중 콜레스테롤, 혈당 등의 다른 건강지표도 모두 비슷한 정도로 향상됐다.

앞서 근손실이 나타난 바이스의 연구에서는 식단의 영양 구성에 제한을 두지 않고 마음대로 먹도록 했다. 하지만 NEJM 연구에서는 간헐적 단식이든 소식이든 양쪽 모두 하루 섭취 열량의 40~55%는 탄수화물, 15~20%는 단백질 그리고 나머지 20~30%는 지방이 되도록 영양 구성에도 신경을 썼다. 또한 식사에서 단백질이 모자라지 않도록 하루에 단백질 셰이크를 하나씩 마시도록 했다. 두 연구를 비교하면 단순히 적게 먹는 것과 영양 균형을 챙기면서 적게 먹는 경우가 우리 몸에 미치는 영향이 다르다는 사실을 유추할 수 있다.

다시 한번 말하지만, 어떻게 먹든 적게 먹으면 건강에 유리하다. 매일 먹는 음식의 열량을 계산하여 적게 먹는 방식이 편하다면 그렇게 해도 되고, 열량 계산은 좀 덜 하면서 먹는 시간을 줄이고 공복을 늘리는 간헐적 단식이 맘에 든다면 그것도 좋다. 하지만 반드시 기억해야 할 점이 있다. 적게 먹을 때는 영양 균형이 중요하다는 사실이다.

정말 영양이 부족해서 비만이 될까

많이 먹을 때는 개별 영양소에 크게 주의를 기울이지 않아도 대개는 필요한 영양소를 충분히 섭취하게 된다. 영양 결핍이나 불균형을 걱정해야 하는 것은 적게 먹을 때 필요한 일이다. 올바른 섭취 열량 제한의 정의는 영양실조 없이 하루 섭취 열량을 줄여 먹는 것을 말한다. 드물지만 오젬픽, 위고비의 부작용으로 영양실조를 경험하는 사람도 있다. 하루 최소 1,000~1,500kcal는 먹어야 하는데 아예 음식을 입에 댈 수도 없을 정도로 약효가 지나치게 나타나는 것이다. 약 부작용으로 속이 울렁거리고 메스꺼움, 구토가 유발되어 그럴 수도 있고(위장에 오래 머무는 고지방식을 먹은 뒤에 이런 증상이 더 심하다), 약으로 인해 음식을 먹고 싶은 갈망이 사그라들어서 그럴 수도 있다. 오젬픽을 사용하고 나면서부터 당분과 지방 함량이 높은 음식에 대한 욕구가 사라졌다는 사람들도 많다. 이렇게 되는 것은 뇌에도 GLP-1 수용체가 있어서 식욕 조절에 관여하기 때문이다. GLP-1 유사체 약물이 혈뇌장벽Blood-brain-barrier, BBB을 통과해 뇌에 들어갈 수 있는지 아직 알려지지 않은 게 많아서 정확한 기전을 알 수는 없다. 하지만 일부 오젬픽 사용자가 고열량 디저트에 대한 애정을 잃어버리게 된 걸 보면 어떤 방식으로든 이 약이 뇌에 작용하긴 하는 것 같다.

오젬픽 사용자가 약 때문에 영양실조에 걸릴 정도로 식욕이 부진해지면 투약량을 줄이거나 아예 중단해야 한다. 오젬픽과 같은 GLP-1 유사체 약품이 건강에 유익한 효과를 내고 체중을 줄이는 것은 약 사용 중에도 식사를 계속할 수 있을 때의 일이지, 아예 식음을 전폐하고 유익한 효과를 기대할 수는 없다. 마찬가지로 간혈적 단식이나 소식을 할 때도 영양 균형에 주의를 기울여 골고루 먹어야 한다. 적게 먹을 때일수록 식단이 중요하다. 캐나다에 살던 시절, 그리스에서 이민 온 직장 동료에게 지중해 식단으로 먹으면 정말 건강에 도움이 되느냐고 물어본 적이 있다. 그러자 동료는 바로 손사래를 치며 말했다. "많이 먹으면 살만 쪄. 지중해 식단도, 올리브유도." 섬유질이 풍부한 채소, 과일, 통곡물에 견과류, 올리브유, 생선을 많이 먹는 지중해 식단이 건강에 유익하다지만 그건 양을 조절했을 때의 이야기이다. 많이 먹으면 몸은 버티지 못한다. 반대로 적게 먹을 때는 영양실조가 되지 않도록 식단의 영양 구성에 주의를 기울여야 한다.

많이 먹으면서 영양소 부족을 걱정할 필요는 없다는 말에 반론이 있을 수 있다. 특정 영양소가 결핍되거나 부족하면 그걸 채우기 위해 과식이나 폭식을 하게 될지 모른다는 것이다. 영화 〈스왈로우Swallow〉에서 완벽해 보이는 기업가 남편과 멋진 저택에서 사는 여성 헌터(헤일리 베넷 분)가 그랬던 것처럼 말이다. 영화에서 헌터는 임신 사실을 알게 되고 나서부터 먹지 말아야 할 것들을 먹고 싶은 충동으로 인해 고통받게 된다. 구슬, 핀, 배터리, 못, 반지를 삼킨다. 헌터처럼 식품이 아닌 물체를 먹는 행동을 이식증Pica이라고 한다. 흙, 종이, 비누, 얼음, 못, 스푼 같은 걸 삼킨다. 한국에서 아이스아메리카노가 유행하는 현상을 이식증의 하나라고 주장하는 사람도 있지만 그건 좀 너무 나간 것 같다.

카페 가서 관찰해 보면 아이스아메리카노를 마실 때 얼음은 안 씹어 먹고 커피만 마시는 사람이 훨씬 더 많다. 이식증은 임신부나 어린이에게 나타나는 경우가 많다. 그러다 보니 뭔가 영양 결핍이나 부족이 있을 때 그걸 채우기 위해 이식증이 나타난다는 추측도 있지만 이는 억측에 가깝다.[103] 그런 추측을 뒷받침하는 근거도 빈약하고, 실제로 이식증으로 무엇을 삼키든 그로 인해 영양이 채워지는 것도 아니기 때문이다. 오히려 이식증 때문에 소화기관이 손상되고 영양부족이나 중금속중독 등이 나타나서 치료가 필요해지는 경우가 더 많다. 이식증 자체도 영양 결핍보다 정신건강의 문제로 보는 전문가가 대다수이다.[104]

많이 먹지만 영양소 섭취를 고르게 하지 않아서 비만과 과체중에 이른다는 설명이 방송에 자주 등장하긴 한다. 앞서 살펴본 것처럼 특정 영양소의 결핍이 과식이나 식탐을 불러일으킨다고 볼 만한 근거는 거의 없다. 하지만 영양소 부족으로 과식하게 될 수 있는 경우가 딱 하나 가능하다. 바로 단백질이 부족한 경우이다.

단백질이 부족하면 과식한다?

우리 몸에 필요한 단백질 요구량을 채우기 위해 과식하게 된다는 가설이 있다. 2005년 호주의 생물학자 데이비드 로벤하이머David Raubenheimer와 스티븐 심슨Stephen Simpson이 처음 제시한 가설이다.[105] 식단의 영양소 비율이 중요하며 전체 영양 섭취에서 단백질 비율이 부족하면 과식하게 된다는 주장이다. 여기서 사람을 과식하게 만들거나 반대로 적당히 먹고 멈추게 만드는 것은 단백질의 비율이므로 이들의 가설은 단백질 레버리지 가설Protein leverage hypothesis이라고 불린다. 단백질이 지렛대와 같은 영향력을 행사한다는 것이다. 이 가설에 따르면 서구식 식단이 비만을 유발하는 것은 단백질이 그들의 식단에서 차지하는 비율이 낮기 때문이다. 단백질이 하루 섭취 열량에서 15% 정도를 차지해야 이상적인데 서구인이 육류를 많이 먹긴 하지만 탄수화물과 지방을 워낙 많이 먹어서 단백질의 비율은 오히려 낮아졌다는 것이다. 1961년에는 미국인이 평균적으로 섭취하는 단백질 비율이 전체 열량 대비 14%였는데 2000년에는 12.5%로 줄었다. 반면 단백질 이외의 열량 섭취량이 14% 늘었다. 이는 단백질 비율이 1.5% 떨어진 것을 보충하려다가 과식한 결과라는 것이 이들의 설명이다. 로벤하이머와 심슨은 동물에게서 단백질 부족 현상이 있을 때 이상행동이 나타난다는 점도 단백질 레버리지 가설을 뒷받침하는 근거라고 생각한다. 귀뚜라미는 단백질이 모자라면 서로 잡아먹고 메뚜기는 단백질 균형을 이룰 때까지 먹이를 찾아다닌다는 것이다.

　단백질 레버리지 가설은 아직까지는 말 그대로 가설 단계일 뿐이다. 이를 지지하는 연구 결과도 있지만 상충되는 연구도 많다. 게다가 사람의 섭식에 관여하는 복잡한 요소들을 배제하고 지나치게 단순화한 모델이라는 비판도 있다. 단기적으로는 단백질 레버리지 가설이 제법 들어맞는 거 같다. 비행기로 여행 중에 기내식을 보면 빵, 밥, 케이크, 과일이 함께 제공된다. 이런 음식이라고 단백질이 안 들어 있는 건 아니지만 단백질 비율이 너무 낮아 보이는 것도 사실이다. 스테이크에는 100g당 단백질이 25g 들어 있지만 빵에는 100g당 9g, 케이크에는 100g당 3g밖에 안 들어 있다. 탄수화물, 지방 대비 단백질이 너무 적다.

로벤하이머와 심슨의 단백질 레버리지 가설 덕분인지는 알 수 없으나 요즘 단백질 식품의 기세는 대단하다. 편의점 냉장 진열대의 핫스폿을 프로틴 음료가 점령했다. 눈에 딱 들어오는 위치에 온갖 제품들이 병정처럼 줄지어 섰다. 반대편 스낵 코너도 마찬가지이다. 식사 대용의 프로틴 바만이 아니라 칩 형태의 스낵에도 쿠키에도, 온갖 상품에 '프로틴'이 붙어 나온다. 이들 상품들 모두 저마다 각자의 '단백질 함량'을 전면에 내세우고 소비자에게 어필하고 있다. 한국농수산식품유통공사에 따르면 실제로 단백질 식품 시장은 가파르게 성장 중이다. 2018년 813억 원에서 2022년 4,000억 원대로 커졌다. 단백질 식품이 최근 인기를 구가하는 것은 근육량을 늘리려면 단백질이 필요하다고 여기는 사람이 많아졌기 때문이다. 여기에 하나 더 추가한다면 코로나19 이후 면역에 대한 관심이 커진 것도 한몫했다. 면역하면 떠오르는 게 항체인데 항체도 결국 단백질이란 것이다. 프로틴 바 제품 겉면 설명에 적힌 그대로 요약하면 '근육의 구성 및 항체구성'에 단백질이 필요하다는 이야기이다.

다 맞는 말이다. 근육, 항체에 더해 머리카락, 피부, 심지어 혈액까지 전부 단백질을 주성분으로 한다. 단백질이 건강에 필수적 영양소라는 사실에는 의문의 여지가 없다. 근육 벌크업을 위해 운동선수가 단백질을 충분히 섭취해야 한다는 것도 대부분의 전문가가 동의하는 사실이다. 하지만 운동량을 조금 늘려보겠다는 새해 맞이 결심을 한 나 같은 일반인에게도 단백질 보충이 필요한가에 대해서는 아직 의견이 분분하다. 10년 전만 해도 단백질 섭취가 이미 충분하다며 굳이 늘릴 필요가 없다는 쪽이 대세였는데, 요즘에는 단백질 섭취량을 늘리는 게 좋다는 의견에 힘이 실리고 있다. 기존에 영양학자들이 권장하던 단백질 섭취량은 체중 1kg당 단백질 0.8g을 기준으로 잡았다. 이렇게 계산하면 체중 70kg에 56g이다. 체중 56kg 여성이라면 45g 정도가 하루 권장 섭취량이 된다. 2020년 한국영양학회는 체중 1kg당 단백질 0.91g으로 종전보다 섭취 기준을 높게 잡아서 이제는 대부분의 성인 남성은 60~65g, 여성은 50~55g이 하루 권장 섭취량이 되었다. 한국 성인의 단백질 섭취량은 평균 72g으로 권장 섭취량을 웃돈다.

하지만 운동 없이 단백질 음료를 들이키는 것만으로는 근성장 효과를 내긴 어렵다. 2018년 캐나다 연구팀이 팔을 걷고 나서서 49건의 연구를 종합적으로 분석해 본 결과 중량 운동을 하면서 단백질 섭취를 늘린 사람이 그렇지 않은 사람보다 근육량이 늘고 근력도 더 좋아진 것으로 나타났다. 최소 6주 이상의 기간 동안 대조군을 두고 단백질 섭취량을 꼼꼼히 체크한 연구들만 추려서 단백질 섭취와 근육의 관계를 본 것이니까 믿을 만하다. 나이가 많을수록 효과가 적어졌고 중량 운동을 많이 할수록 단백질 보충의 효과가 컸다. 많이 먹는다고 해서 무조건 효과가 더 커지지도 않았다. 체중 1kg당 1.6g까지는 단백질 섭취량을 늘릴수록 근육량과 근력을 늘리는 효과가 있었지만 그 이상을 먹는다고 해서 효과가 늘지 않았다. 체중 70kg을 기준으로 하면 하루 단백질 섭취량이 112g 정도일 때 최적이란 이야기이다. 체중이 70kg이고 근력 운동을 열심히 하는 사람이 근육을 성장시키기 위한 하루 단백질 섭취량이 112g이다. 앞서 언급한 연구 결과에서도 저항 운동을 하면 단백질을 보충하는 사람이든 원래대로 먹는 사람이든 근성장이 나타났다. 중요한 것은 운동을 병행하는 것이다.

단백질 보충이 나이 들면서 생기는 근손실을 막는 데 약간 도움이 될 수는 있다. 30대부터 점차 근육량이 줄기 시작한다. 65세 이상으로 가면 체중 1kg당 1~1.2g로 하루 단백질 섭취량을 늘리는 게 좋다. 간헐적 단식이든 소식이든 섭취 열량을 줄이는 다이어트를 하고 있는 중에는 단백질 섭취량이 부족하지 않도록 주의하는 게 좋다. 앞서 언급한 2022년 NEJM 연구에서 간헐적 단식 또는 소식으로 다이어트한 참가자에게 단백질 셰이크를 제공했다는 점을 기억하자. 물론 반드시 단백질 음료를 따로 구입해서 먹어야 할 필요는 없다. 비빔밥, 냉면 먹을 때 달걀과 약간의 고기 고명을 올려 내는 정도면 양호하다.

식단이 조금 부실하게 느껴질 경우에는 프로틴 음료나 바를 간식으로 추가할 수도 있다. 그럼 어떤 단백질이 좋을까? 유청 단백질, 식물성 단백질, 혼합단백질 등 종류가 다양하다. 일상에서 흔히 접하기 쉬운 편의점 상품 기준으로는 크게 두 가지로 나눌 수 있다. 프로틴 음료는 유청 단백질이 주류이고 프로틴 바는 대두 단백질이 주를 이룬다. 유청 단백질은 우유를 응고하여 치즈로 만들고 남은 액체에서 추출한 단백질이다. 물에 잘 녹는다. 유청 단백질 20g이 들어 있다는 제품을 마셔보면 특별히 걸쭉한 느낌이 들지 않을 정도이다. 하지만 단백질이 조금 뭉쳐서 아래쪽으로 가라앉는 것까진 막진 못한다. 잘 흔들어 먹어야 하는 이유이다. 프로틴 바에는 분리대두단백이 주로 들어가고 제품에 따라 유청 분말을 더한 것도 있다. 프로틴 음료 겉면에는 BCAABranched-chain amino acid 함유를 강조하는 문구도 자주 눈에 띈다. 류신, 발린, 이소류신 3종의 아미노산을 말한다. 이들은 인체가 스스로 합성할 수 없어서 반드시 먹어줘야 하는 필수아미노산이다. 근육 속에 제일 풍부한 아미노산이기도 하다. 육류, 유제품에 많다. 운동할 때 BCAA가 근육의 에너지원으로 사용되고 피로를 줄여준다는 이야기도 들린다. 근사하지만 근거는 빈약한 주장이다. 닭가슴살, 견과류, 두부와 같은 음식으로 단백질을 섭취하는 것보다 BCAA 보충제나 BCAA 강화식품을 먹는 게 근성장에 특별히 더 좋다는 연구 결과는 찾아보기 어렵다. 제품에 적힌 광고 문구만 읽으면 이들 제품을 통해 날씬하고 탄탄한 몸매를 얻을 수 있을 것만 같은 착각을 불러오지만 실제로 유의미한 차이를 낼 정도는 아니란 것이다. 며칠 연이어 프로틴 음료를 마시다 맛에 질릴 때는 라면에 달걀 한 개를 넣어 먹어도 된다. 라면에 밥을 말아 먹으면 섭취 열량 대비 단백질 비율이 감소하고 달걀을 넣어 먹으면 증가한다. 단백질 레버리지 가설은 실생활에서 이렇게 적용하면 제법 쓸모 있다. 탄수화물이 들어가면 인슐린이 분비되어 살찐다며 겁에 질릴 필요도 없다. 탄수화물을 섭취해야 운동할 때 근육의 단백질을 가져다가 에너지로 쓰는 일을 막을 수 있고 인슐린이 분비되어 근육을 만드는 데 도움이 된다. 기억하자. 근육에서 단백질 합성을 촉진하는 호르몬이 인슐린이다.

단백질 종류를 따져가며 먹진 않아도 된다. 프로틴 바로 먹든 프로틴 음료로 마시든 무방하다. 분리대두단백, 유청 단백질을 따질 필요도 없다. 단, 비건이라면 다양한 식물성 식품으로 필수아미노산 균형을 맞춰 먹는 게 좋다. 단백질 음료에는 우유가 들어간 경우가 많다. 유당에 민감한 사람은 유당이 들어 있지 않은지 확인해봐야 한다. 하지만 제일 중요한 것은 함량이다. 얼마 전, 단백질 28g으로 표기된 닭가슴살 소시지에 실제로 함유된 단백질 양이 19.3g이었다는 유튜버의 고발에 많은 사람이 분노하는 일이 있었다.[106] 식품 원료 중에 단백질이 제일 비싸다. 프로틴 음료가 편의점 인기 품목이 되는 건 그만큼 가격이 비싸고 점주와 본사의 수입을 늘려줄 수 있기 때문이다. 고단백질 식단에 체중 감량의 효과가 있어 보이는 건 단백질이 제일 비싼 만큼 많이 먹기 어렵기 때문일 수도 있다. 인류가 농업으로 문명을 일으킨 뒤에 제일 구하기 어려운 영양소는 늘 단백질이었다. 편의점에서까지 단백질 함량을 따져가며 음료를 고를 수 있었던 적은 없었다. 일부 전문가가 단백질 섭취를 지나치게 늘리는 게 장기적으로 안전한지 알 수 없다며 푸념하는 것도 같은 맥락에서이다. 혈중 단백질 농도가 너무 높아지면 신장에 부담을 주며 그로 인해 문제를 일으킬 수 있다는 것이다.[107] 소식을 할 때 영양 성분을 고려하여 단백질을 섭취하는 것은 확실히 중요하다. 하지만 단백질 레버리지 가설이 아직까지는 어디까지나 가설이라는 점, 그리고 결국 중요한 것은 균형이라는 것을 잊어서는 안 된다.

고기, 많이 먹어야 할까

적게 먹고 많이 운동하라는 원칙에 음식의 종류에 대한 고려는 들어 있지 않다. 500년 전에 알비제 코르나로가 주장한 것처럼, 중요한 것은 음식의 질이 아니라 양이다. 적게 먹을수록 영양 균형을 맞춰 먹도록 신경을 써줄 필요는 있지만, 특정 음식을 먹어야 한다든가 다른 어떤 음식은 먹으면 안 된다든가 하는 식의 구체적인 식단 지시가 필요한 것은 아니다. 하지만 유명한 노화연구자 데이비드 싱클레어의 생각은 달랐다. 그는 동물성 단백질 섭취를 많이 하면 심혈관 질환 사망률과 암 발병률이 높아진다는 데 논란의 여지가 없다고 주장했다.[4] 그러나 그렇지 않다. 논란이 있다. 2019년 9월

다수의 연구자가 국제적으로 협력하여 건강을 위해 적색육과 가공육을 적게 먹으라는 영양학 조언에 과학적 근거가 부족하다는 결론을 내놓았다.[108,109] 소고기, 돼지고기를 적게 먹으면 약간은 건강상 유익이 있을지 몰라도 그 크기가 너무 작으며, 육류 섭취를 줄여야 심장병과 암을 줄일 수 있다고 말하기에는 근거가 빈약하다는 게 이들 연구자의 주장이었다. 건강 때문이라면 굳이 육류 섭취를 줄일 필요가 없다는 이야기이다. 이들 연구자들이 육류협회나 관련 기업의 후원을 받은 게 아닌가 의심할 수 있다. 하지만 이 연구는 그런 후원 없이 진행됐다. 연구진은 일체의 후원 등이 없이 이제껏 관련 연구 중에서 가장 광범위하다고 할 수 있을 정도로 적색육, 가공육 소비와 건강의 관계에 대한 기존 연구 자료를 철저히 파고들었다. 가볍게 부정할 수 없는 연구 밀도이다. 이들은 육류와 총사망률 관련으로만 무려 61건의 논문을 리뷰했다. 이들이 리뷰한 논문의 실험 참가자 수를 합하면 400만 명이 넘는다. 적색육과 암 발생률, 사망률에 대한 연구는 73건을 리뷰했고 적색육과 암, 심장병에 대한 무작위배정 시험 연구 결과도 살펴봤다. 이런 이유에서 이 연구는 앞으로 나올 식단 권고 가이드라인에 영향을 줄 수 있을 만한 연구라고 평가받는다.

이 연구에서는 적색육과 질환 및 사망률 간의 상관성이 있긴 하지만 크기가 매우 작은 데다가 근거가 낮거나 아주 낮은 수준인 것으로 드러났다. 대규모 집단에서만 적색육 섭취로 인한 차이가 나타날 정도였고, 개인적으로 적색육을 안 먹는다고 해서 건강에 유익하다는 결론을 내리기는 어려운 수준이었다는 것이다. 여러 가이드라인에서 적색육을 덜 먹으라고 권고하고 있었지만 사실 그러한 권고에 근거가 없다는 것과 마찬가지라는 뜻이다.

　고기를 적게 먹는 게 건강에 좋다는 지금까지의 권고에 정면으로 반하는 내용이다 보니 논란이 뜨거웠다. 일부 전문가는 학술지 측에 이 논문을 내지 말아야 한다고 요청하기까지 했다. 미국심장협회, 미국암협회, 하버드 T. H. 챈 보건대학원을 비롯한 많은 조직과 단체가 연구논문과 논문을 실어준 학술지를 비난하고 나섰다. 적색육과 가공육 섭취를 줄여서 얻는 유익이 적어 보일지라도 공공 보건의 관점에서는 절대 적지 않다는 반론이었다. 미국심장협회와 미국암협회는 즉시 논평을 내서 건강을 위해 적색육을 적게 먹으라는 기존 권고에 변함이 없다고 선언했다.[110, 111] 하지만 연구자들의 결론에 지지를 표시한 전문가도 많았다.[112] 육류 섭취에 대한 기존 권고가 빈약한 근거에 기대고 있다는 것은 사실이라는 이야기이다.

　사람을 대상으로 하는 영양학 연구는 다른 분야와 달리 고품질의 철저한 연구가 거의 불가능하다. 무엇보다 사람을 실험동물처럼 잡아 가두고 관찰하는 것은 윤리적으로 있어서는 안 되는 일이다. 그런 이유로 영양학 연구는 대부분 관찰 연구에 의존하기 때문에 변수가 너무 많다. 육류 섭취량에 따른 차이를 보고 싶었는데 알고 보니 육류를 많이 먹는 사람이 흡연이나 음주를 더 많이 하기도 하고, 실험 대상자가 주로 앉아서 생활하는지 서서 움직이는지에 따라서도 연구 결과가 달라질 수 있다. 편향을 막기 위해서는 교란 요인을 제거해야 한다. 당연히 이를 모두 제거한다는 것은 불가능에 가까운 일이다. 더군다나 이를 모두 제거한다고 해서 모든 문제가 해결되는 것도 아니다. 관찰 연구로는 인과관계를 알 수 없기 때문이다.

게다가 영양학 연구가 의존하는 또 다른 자료인 설문조사 결과는 앞 장에서 설명한 것과 같은 이유로 신뢰하기 어려울 때가 많다. 설상가상으로 암, 심장병, 사망과 같은 사건은 건강한 성인에게서는 비교적 드문 일이므로 특정 식단이 이러한 질환 또는 사망률 위험 감소와 관련되는지 알아보기 위해서는 많은 참가자가 필요하다. 이미 심장마비나 뇌졸중을 경험한 사람을 대상으로 하면 더 적은 참가자로 차이를 측정할 수 있지만, 이렇게 되면 식단이 건강한 성인에게 미치는 영향을 알아보고자 했던 우리의 주 관심사에서 멀어지게 된다. 이런 이유 때문에 나는 섭취 열량 제한이 수명 연장이나 항노화 효과가 있는지 알아보는 데는 식생활 연구보다 메트포르민 같은 알약을 사용한 무작위배정 임상시험이 더 나을 거라고 예상한다. TAME 연구와 같은 임상시험이 실행되고 약효를 확인할 수 있게 되면 간접적이나마 섭취 열량 제한의 효과에 대해서도 더 선명하게 알 수 있게 될 것이다.

이번 연구 결과는 육류 섭취를 줄이는 게 개인에게 도움이 되는지 아니면 인구 전체로 볼 때만 도움이 되는지에 대해서도 논란의 불씨를 지폈다. 만약 일주일에 고기를 약 250g 덜 먹으면 심장마비 발생 건수가 최대 1,000명당 6건까지 줄어든다. 하지만 심장병으로 인한 사망 위험이나 총 사망 위험에는 차이가 없다. 1,000명 중 최대 6명까지 유익을 얻을 수 있지만 나머지 994명에게는 별다른 유익이 없을 거라는 이야기이다. 한 국가의 전체 인구를 생각하면 이 정도도 큰 숫자가 된다. 하지만 개인 수준에서 과연 고기를 적게 먹는 게 건강에 큰 의미가 있는 행동인가는 의문이라는 게 연구진의 생각이다. 이 정도로 효과의 크기가 작고 그마저도 인과성이 불분명하며 근거가 빈약하다면 굳이 그런 불확실한 유익을 얻기 위해 육류 섭취를 줄일 필요가 있냐는 것이다. 흡연, 적색육 섭취, 채소 섭취와 같은 행동이 주는 건강상 유익이나 위험에 대해 별점으로 어느 정도 근거가 있는지 5점 만점으로 표시할 경우 흡연은 별 5개이지만 적색육 섭취는 별 2개에 불과하다. 2022년 10월 《네이처 의학Nature Medicine》에 실린 연구 결과이다.[113,114] 특정 음식을 먹거나 먹지 말라는 영양학 조언을 뒷받침하는 과학적 근거는 대중의 기대에 못 미칠 정도로 희미하다. 적색육이나 가공육도 적당히만 먹는다면 다른 모든 음식처럼 건강에 유익하다. 데이비드 싱클레어의 주장과 달리 건강과 장수를 위해 고기를 적게 먹어야 한다는 지침에 대해서는 뜨거운 논란이 있다. 그런데 건강상의 이유가 아니더라도 우리에게는 고기를 적게 먹어야 할 이유가 있다. 이에 대해서는 뒤에서 다시 이야기한다.

소식할 때 영양제를 따로 먹어야 할까

코로나19라는 세계적 감염병 이후 건강에 대한 관심이 높아진 건 확실하다. 요즘은 2030세대도 열심히 영양제를 챙겨 먹는다. 전국 MZ세대(16~43세) 100명을 대상으로 진행한 건강기능식품 설문조사 결과 응답자 94%가 영양제를 복용한다고 답하기도 했다.[115] 코로나19 이후 건강에 대한 관심이 커져서 영양제를 복용한다는 사람도 많았지만(36.1%), 대다수는 건강한 몸 상태를 유지하기 위해 영양제를 복용한다고 답했다.(70.2%) 이렇게 기대하는 건 당연하다. 비타민이라는 용어 자체가 인간의 활력과 건강에 필수적 영양소라는 의미를 담고 있다. 비타민 결핍 또는 부족 시에 우리 몸에 문제가 생기는 것도 사실이다. 비타민 B3로도 불리는 나이아신 하나만 부족해도 피부염, 설사, 정신이상 증상이 나타난다. 심하면 죽을 수도 있다. 과거 유럽에서 흡혈귀 전설이 유행했던 게 나이아신 결핍 때문이라는 추측도 있다. 남아메리카에서 유럽으로 옥수수가 전해지면서 가난한 유럽 농민들이 옥수수를 주식으로 먹게 됐다. 불행히도 이들 농민은 옥수수에서 나이아신이 체내로 흡수될 수 있도록 가공하는 방법을 몰랐다. 이로 인해 펠라그라Pellagra를 앓다 죽는 사람이 많았는데 이들의 증상이 흡혈귀에 대한 묘사와 비슷하다는 것이다.

다행히 요즘에는 이런 일이 잘 생기지 않는다. 우리 식으로 말해 주식이 밥이던 시절에는 현미밥을 먹느냐 백미밥을 먹느냐에 따라 비타민 섭취에 차이가 날 수 있었다. 요즘엔 다르다. 작년 1인당 쌀 소비량이 하루 158g, 밥으로 치면 1.5공기이다. 주식에만 의존하던 과거와 달리 다양한 음식을 먹는 만큼 영양소가 부족할 가능성도 낮다. 평소 골고루 먹는 사람이라면 건강 유지를 위해 영양제를 따로 챙겨 먹어야 할 필요는 거의 없다. 하지만 다이어트를 하는 사람이나 편식이 심한 사람이라면 이야기가 다르다. 그럴 때는 종합비타민제라도 한 알 챙겨 먹는 게 좋다.

연령을 불문하고 영양제나 건강기능식품에 대한 관심이 높다 보니 이런 소비자의 관심을 반영하여 방송이나 강연 중에 20대, 30대, 40대, 50대 각각의 연령대에 맞는 비타민이나 건강기능식품을 설명해 달라는 요청을 받곤 한다. 굳이 연령대별로 설명하자면 나이 들수록 단백질 섭취가 조금 부족해지기 쉬운 정도이다. 노년층에는 입맛이 떨어져서 물에 만 밥에 김치만 먹는 식으로 식생활이 변해 단백질 섭취가 부족하기 쉬운데, 이를 차와 토스트 증후군Tea and toast syndrome이라고 한다. 잼 바른 토스트와 홍차만 먹어서 영양실조에 걸린다는 의미이다. 그런 단백질 부족을 빼면 연령별로 필요한 영양소가 따로 존재한다고 보기 어렵다. 소식이나 간헐적 단식을 할 때 영양 균형에 주의를 기울여야 하는 건 맞지만 그렇다고 반드시 종합비타민제나 건강기능식품을 필요로 하는 것은 아니다. 필요하다고 판단할 경우, 연령대보다는 내 식단과 생활습관을 돌아보고 고르는 게 현명하다. 가령 흡연자가 비타민 A를 과잉섭취하면 폐암 위험이 높아질 수 있다.

유튜브에선 철분과 아연, 칼슘 등을 함께 먹으면 흡수가 덜 된다며 큰일 날 것처럼 이야기하는 걸 자주 본다. 빈혈 때문에 철분제를 따로 먹는 사람이 아니면 걱정할 것 없다. 대부분의 미네랄은 함께 먹으면 서로 흡수를 방해하며 경쟁한다. 하지만 칼슘과 마그네슘을 함께 섭취할 때처럼 둘을 함께 먹으면 부작용이 줄어드는 이점도 있다. 칼슘은 변비, 마그네슘은 설사를 유발하지만 함께 먹으면 그런 부작용이 상쇄된다.[116] 건강을 챙기더라도 불안 마케팅에는 휘둘리지 않는 게 좋다. 나도 평소 식탁에 비타민 C 블리스터 팩을 하나 올려둔다. 매일 열심히 챙겨 먹진 않는다. 하지만 술 마신 다음 날이나 감기 기운이 있을 때는 한두 알 먹곤 한다. 이렇게 먹으면 도움이 되냐고? 기분이 좋은 건 확실하다. 하지만 연구 결과를 보면 기대를 접는 게 좋을 거 같다. 내가 술 마신 다음 날 챙겨 먹는 비타민 C가 알코올 해독이나 숙취를 돕는다고 볼 만한 근거는 아직 없다.[117]

다시 말하지만 소식이나 간헐적 단식 중인 사람이라고 해도 식사만 제대로 한다면 굳이 별도의 보충제나 영양제를 챙겨줄 필요는 없다. 단백질, 칼슘, 비타민 D 섭취가 충분한지 점검하는 정도면 된다. 그렇다면 운동은 어떨까?

간헐적 단식이 소식보다 낫다는 이유는?

실제 생활에서 간헐적 단식을 하는 게 소식보다 쉽기 때문이다. 사회생활을 하다 보면 늦은 저녁식사 모임이 자주 생기기 마련인데 이런 경우에 매번 양을 조절하기란 쉽지 않다. 친구들을 만난 자리에서는 즐거운 분위기 때문에 과식하는 경향도 있지만 다른 사람을 기분 좋게 해주려는 욕망 때문에 더 많이 먹기도 한다. 건강을 위해 삶에서 누려야 할 즐거움을 포기할 수는 없는 일이니 그런 모임에 안 나갈 수도 없다. 즐겁게 식사하고 온 뒤에 다음 끼니를 굶거나 가벼운 간식만 먹고 건너뛰는 게 현실적인 타협안이다. 다만 과음을 하는 것은 피하는 게 좋은데, 과음 다음 날에는 누르고 있던 식욕이 폭발하기 쉽기 때문이다.

식단 조절인가 다이어트 약인가, 그것이 문제로다

식단 조절과 다이어트 약, 어느 쪽이 정답일까? 사실 이 질문에 대한 답은 다이어트 업계의 반응을 보면 어느 정도 짐작할 수 있다. 미국의 다이어트 관련 산업 규모는 2022년 기준 연간 102조 원(76억 달러)이 넘을 정도로 크다. 비교하자면 2021년 국내기업 중 매출액 100조 원이 넘는 곳은 삼성전자와 현대자동차 두 곳뿐이다. 다이어트 신약에 대한 업계의 반응은 세 방향으로 갈리는데, 신약을 환영하며 받아들이거나 다이어트와 생활습관을 바꿔야 한다는 기존 방식을 고수하거나 또는 그 중간지대를 추구하는 것이다. 업계 상위 기업 중 하나인 웨이트워처스Weight Watchers는 이 중 첫 번째 선택지를 골랐다. 웨이트워처스는 2023년 4월 원격의료 플랫폼 회사인 시퀀스Sequence를 인수했다. 원격으로 오젬픽, 위고비, 마운자로와 같은 다이어트 약을 처방하는 의사와 환자를 연결시켜 주는 비즈니스에 뛰어든 것이다.

웨이트워처스 고객 일부는 실망하거나 반발했다. 그도 그런 게 지난 60여 년 동안 웨이트워처스가 내세운 다이어트 방식은 자신이 먹는 음식을 셀프 트래킹하면서 몸무게를 자주 측정하고 생활습관을 바꾸라는 것이었기 때문이다. 그렇게 해서 애써 살을 뺐더니 이제는 약을 쓰라고? 험난한 길을 걸어 체중 감량에 성공한 기존 고객이 화를 낼 만하다. 하지만 웨이트워처스로서는 어쩔 수 없는 변화였다. 2020년 500만 명을 넘겼던 고객 수가 매년 크게 감소하여 2022년 말에는 350만 명까지 떨어졌기 때문이다. 웨이트워처스에 인수 합병된 이후 시퀀스 홈페이지에는 GLP-1 의약품을 이용해 체중을 감량하는 게 차세대 치료법이라면서 회원 가입을 독려하는 광고가 가득 실렸다. 약과 생활습관 조정을 병행하는 자신들의 프로그램으로 26주 동안 평균 15%의 체중 감량이 가능했고 상위 25%는 20%까지도 뺐다는 것이다.

현재 위고비, 마운자로는 미국에서도 당뇨치료제 용도로만 승인되어 있다. 허가한 용도 이외의 적응증에 약을 처방하는 것을 오프라벨off-label 처방이라고 하는데 상당수 의사가 이렇게 용도 이외의 처방 내기를 불편해한다. 이런 가운데 어떻게든 GLP-1 약품을 구해 체중 감량을 해보려는 사람은 늘고 있다. 심지어 일부 사람들은 온라인 블랙마켓에서 이들 약품을 구할 수 있는지 알아보기까지 한다. 웨이트워처스가 원격 의료 사업에 뛰어든 것은 아마 이런 수요를 잘 알기 때문일 것이다.

다른 다이어트 기업 중에도 비슷한 전략으로 방향을 트는 회사가 늘고 있다. 행동심리학을 이용해 체중과 건강관리를 도와주는 온라인 다이어트 프로그램을 운영하는 눔Noom도 2022년 가을부터 GLP-1 약품을 고객에게 제공하는 파일럿 프로그램을 론칭했다. 눔은 컬러 코딩으로 식품을 녹색, 노란색, 빨간색으로 분류하여 직관적으로 식단 조절을 돕는 심리학 기반 다이어트 프로그램으로 유명한 회사이다. 녹색 카테고리라고 해서 음식 색깔이 실제로 녹색인 건 아니다. 통곡물빵, 두부, 퀴노아, 새우, 흰살 생선, 그릭요거트처럼 열량 밀도가 낮으면서 영양이 풍부한 식품들이 여기 포함된다. 노란색 카테고리는 열량은 좀 더 높으면서 영양소 함량은 덜 고르게 배분된 식품, 빨간색은 열량 밀도는 제일 높고 비타민, 미네랄, 항산화제와 같은 미량 영양소는 적게 들어 있는 식품이다. 빨간색 식품이라고 먹으면 안 되는 건 아니지만 녹색 식품을 더 많이 먹는 게 건강에 더 유익하다는 게 회사 측 설명이다. 마치 신호등 같은 컬러 코딩을 이용해서 어떤 음식을 더 많이 먹고 어떤 음식을 덜 먹는 게 좋은지 직관적으로 쉽게 이해할 수 있다는 것이다. 눔과 같은 회사에서도 조용히 처방약 다이어트 프로그램을 준비 중이라는 건 다이어트 업계가 어떤 방향으로 가게 될지 짐작하게 해준다. 국내에서도 이와 마찬가지로 업계가 GLP-1 약품을 이용한 다이어트를 껴안는 쪽으로 가게 될 공산이 크다.

다이어트 업계는 빠른 효과로 고객을 유치해야 하니 그럴 수 있다. 하지만 개인의 관점에서는 다르다. 어떤 약이든 평생 사용해야 한다는 것은 경제적으로든, 심리적으로든 큰 부담이 된다. 약으로 일시적 도움을 얻을 수는 있겠지만 장기적 건강관리 면에서는 식단 조절과 운동이 더 나은 답이다. 먹고 몸을 움직이는 것은 남에게 맡길 수 없는 내 삶의 큰 즐거움이다. 단순한 수명 연장보다 행복한 삶을 살기 원하는 사람으로서 나는 소식과 운동에 그 어떤 약보다 더 큰 의미가 있다고 생각한다.

6장

운동인가
소식인가

늘어나는 뱃살에 대해 더 이상 '나잇살'이라며 나이 핑계를 댈 수 없게 됐다. 60세가 되기까지는 에너지대사가 느려지지 않는다는 최신 연구 결과 때문이다. 체격이 크고 근육량이 많을수록 에너지 소비가 크다는 사실에는 변함이 없다. 하지만 체중 1kg당 에너지 소비율은 20세부터 60세까지 일정하게 유지된다. 진화인류학자 허먼 폰처를 포함하여 80명이 넘는 과학자들이 29개국 6,421명을 대상으로 한 40여 년간의 데이터를 꼼꼼히 분석한 연구 결과이다.[118] 2021년 8월 저명한 학술지 《사이언스Science》에 실린 이 연구에서는 사람의 에너지대사가 다음과 같이 4단계로 달라지는 것으로 나타났다.

1세까지의 유아기: 열량 소모가 제일 크고 성인에 비해 에너지대사가 50% 더 높다

1세부터 20세까지: 유아기의 가장 높은 에너지대사율이 1년에 3%씩 줄어드는 시기

20세부터 60세까지: 20세 때 에너지대사율이 그대로 유지되는 기간

60세 이후: 에너지대사율이 매년 0.7%씩 감소

나이 들수록 에너지대사율이 줄어들어서 살찌기 쉽다는 그간의 통념을 정면으로 반박하는 연구 결과이다. 놀라운 것은 이게 다가 아니었다. 남성, 여성의 성별에 따른 대사율 차이도 없었고 중년 여성의 대사율이 완경기 이후에 낮아지지도 않았다. 체격이 큰 남성이 체격이 큰 여성보다 하루 소모하는 에너지량은 많지만 그건 체격이 큰 남성과 체격이 작은 남성 간 차이와 동일한 수준이라는 이야기이다. 체중 1kg당 에너지 소비율은 체격과 관계없이 비슷하다. 혹시 연구 방법이 잘못된 건 아니었을까? 과학자들은 이중표지수Doubly Labeled Water, DLW라는 매우 믿을 만한 방법을 사용하여 이런 결과를 이끌어 냈다. 이중표지수는 물 분자 속의 수소와 산소를 각각 중수소($_2$H)와 산소-18($_{18}$O)로 대체한 물이다. 이중표지수를 마시게 하고 여기 포함된 수소와 산소가 체외로 배출되는 속도나 양을 통해 에너지 소비량을 정확하게 측정하는 기법이다. 이중표지수는 우리가 매일 마시는 물에도 소량 들어 있으며 마셔도 해롭지 않다. 다만 연구에 드는 비용이 1인당 하루 80만 원 정도로 비싼 편이다.

이중표지수를 사용하기 이전에 하루 섭취 열량이나 에너지 소비량 계산은 부정확할 수밖에 없었다. 사람들에게 설문조사로 무엇을 얼마나 먹었는지 물어보는 방식을 취했기 때문이다. 대체로

우리의 하루 에너지 소비량과 에너지 섭취량은 거의 비슷한 정도를 유지하므로 계산의 논리 자체는 큰 문제가 없다. 하지만 사람들이 자신이 지난 24시간 동안 무엇을 얼마나 먹었는지 잘 기억하지 못한다는 게 문제이다. 많이 먹는 게 자랑이 아닌 사회 분위기상 대체로 낮춰 말하는 쪽으로 가기 마련이다. 이렇게 물어보는 방식으로는 여성의 하루 소비 열량이 2,000kcal, 남성은 2,400kcal로 계산된다. 바꿔 말하면 여성은 하루 소비 열량이 2,000kcal라고 답하기를 좋아하고 남성은 2,400kcal로 답하길 좋아한다는 이야기이다.

미국 FDA는 1990년대에 이미 성인의 하루 열량 섭취 권장량을 2,000kcal로 정해두었는데, 저명한 식품영양학자인 매리언 네슬Marion Nestle 박사의 설문조사에 의하면 하루 섭취 열량을 응답할 때 여성은 1,600~2,200kcal, 남성은 2,000~3,000kcal로 답하는 경향이 나타났다. 네슬은 자신의 책 『식품 정치Food Politics』에서 미국의 경우 한 사람당 매일 실제 공급된 식품의 양은 3,800kcal인 데 반해, 사람들의 기억에 따라 계산된 섭취 열량은 2,000kcal 정도에 불과하다고 꼬집는다.[119] 이는 미국에서만 나타나는 현상은 아니다. 영국인 2,000명을 대상으로 한 1986년 설문조사에서는 응답자의 63%가 채소와 과일 섭취량을 늘렸다고 답했지만 시장 통계 자료로는 채소와 과일의 소비량이 10% 떨어진 것으로 나타났다.[120] 애리조나대학교 연구팀이 쓰레기통을 뒤져서 조사한 결과 사람들이 실제로 먹은 초콜릿 양은 그들이 답한 것보다 20배 많았으며, 주민의 85%가 맥주를 마신 적이 없다고 대답한 도시의 쓰레기통 75%에서 맥주 캔이 발견됐다. 기존 방식의 하루 섭취 열량 계산부터가 이렇게 부정확한 응답에 근거하고 있었으니 이를 바탕으로 추산한 에너지 소비량 또한 정확할 리가 없다. 그동안 우리가 에너지대사율에 대해 잘못 알고 있었던 가장 큰 이유이다.

나이 들어도 60세까지는 에너지대사율이 20대와 별 차이가 없다면 중년 뱃살의 원인은 뭐란 말인가? 유전적 요소, 호르몬 변화, 스트레스, 흡연이 영향을 줄 수 있다. 하지만 가장 결정적인 차이는 식습관이다. 폰처는 에너지 소모량이 유지되는데 살이 찐다는 건 결국 많이 먹으니까 그럴 가능성이 제일 높다는 뜻이라고 단언한다. 네슬의 견해도 폰처와 마찬가지이다. 네슬에 따르면 건강에 좋은 식생활의 원칙이란 너무 간단해서 딱 두 마디로 요약할 수 있다. "적게 먹고 많이 움직여라. 채소와 과일을 많이 먹어라."[121] 하지만 적게 먹으라는 메시지는 식품을 더 많이 팔아야 수입이 늘어나는 기업의 입장에서 부적절한 것이므로 그들의 마케팅 메시지는 항상 더 많이 먹는 걸 부추기는 쪽이라는 게 네슬의 지론이다. 네슬은 세계 여러 나라의 정부 역시 거대 식품기업의 로비에 휘둘려 적게 먹으라는 메시지를 제대로 내고 있지 못한다고 한탄한다.

왜 운동이 소식을 대체할 수 없을까

직장인이 해마다 다시 세우는 단골 계획 1위는 운동이다. 취업 플랫폼 잡코리아가 직장인 529명을 대상으로 2021년 연말에 설문조사한 결과 응답자 중 64.1%가 운동, 체력관리를 꼽았다. 같은 회사에서 행한 2015년 연초 설문조사에서는 직장인 85.6%가 평소 운동 부족을 느끼고 있다고 답했다.[122] 이 두 가지 사실로 미뤄보면 간단한 결론에 이른다. 우리는 대부분 운동 부족이다. 그러니 누군가 어느 정도 운동을 하는 게 좋은가 묻는다면 답은 '지금보다 많이'이다. 매리언 네슬이 많이 움직이라고 조언 그대로이다. 하지만 운동은 체중을 줄이는 데는 그다지 효과적인 방법이 아니다.

　나는 글을 쓰다가 간간이 운동을 한다. 실내자전거를 20분 정도 타고 나면 열이 확 오르는 느낌이 든다. 모니터에 표시된 소비 열량은 100kcal를 조금 넘는다. 내가 너무 천천히 페달을 밟아서 소비 열량이 적은 것일 수도 있다. 하버드 의대에서 운영하는 블로그에 따르면 체중 70kg인 사람이 중간강도로 실내자전거를 30분 타면 252kcal, 격렬하게 페달을 밟으면 278kcal를 소모한다. 이 정도면 밥 한 공기 열량은 30분 운동으로 소모할 수 있다는 계산이 나온다. 이렇게 운동으로 에너지 소비량을 끌어올리면 왠지 식사량을 줄이지 않아도 될 것 같지만 실제로는 그렇지 않다. 운동으로 100kcal를 소모해도 실제로 추가된 에너지 소비량은 72kcal에 머무르기 때문이다. 2021년 8월 《커런트 바이올로지Current Biology》에 발표된 연구 결과이다.[123] 주요 저자 중 한 명인 폰처를 포함해, 이 연구에 참여한 연구자 수만 70명이 넘는다. 이 연구에서도 역시 이중표지수를 사용하여 성인 1,754명의 에너지 소비량을 측정했다. 이에 더해 참가자들의 체성분과 기초대사량도 함께 측정하여 운동과 다른 활동으로 소비한 열량이 얼마나 되는지 조사했다. 자료를 분석한 결과 운동으로 소모한 열량은 하루 전체 소비 열량에 전부 반영되지 않았다. 100kcal를 운동한다 치면 실제 하루 소비 열량은 72kcal만 증가한 것이다. 그렇다면 28kcal는 어디로 갔단 말인가.

선뜻 이해하기 어려운 이야기이다. 하지만 이 연구의 단초를 제공한 2012년 아프리카 수렵채집인을 대상으로 한 연구를 보고 나면 쉽게 이해할 수 있다. 혹시 또 허먼 폰처의 연구 아니냐고? 맞다. 진화인류학자 허먼 폰처가 여러 차례 하드자족 야영지에서 생활하면서 고된 연구 끝에 밝혀낸 결과이다. 폰처는 수렵채집인과 도시인의 하루 소비 열량이 별 차이가 없다는 놀랄 만한 사실을 발견했다. 아프리카 탄자니아 북부 초원 지대에서 평균적으로 하루 14km를 걷는 하드자족 남성과, 산업화된 국가에 사는 성인 남성의 에너지 소비량이 동일하다는 것이다.[124] 체중이 같다면 아프리카 초원에서 매일 수렵과 채집을 하며 살든, 도심의 빌딩 숲에서 거의 대부분을 앉아서 생활하든 하루에 소모하는 열량은 대동소이하다.

왜 이런 현상이 나타나는 것일까? 예를 들어 생각해 보자. 하루 3,000kcal를 소비하면서 운동은 거의 하지 않던 성인이 하루 500kcal를 운동으로 소비한다고 가정하면 소비 열량이 500kcal 늘어난 만큼 살이 빠져야 맞다. 추가로 소비한 500kcal를 전부 지방으로 태워 소비했다면 지방 1g당 9kcal이니 체중이 매일 55g씩 줄어들 것이다. 하지만 그런 일은 일어나지 않는다. 우리 몸은 마치 하루 예산에 빡빡하게 맞춰 일정 금액만 용돈으로 지출하는 사람처럼 움직인다. 안 하던 운동에 하루 500kcal를 소비하면 나머지 2,500kcal를 가지고 어떻게든 맞춰 생활한다. 제한된 일일 에너지 소비량은 사람에게서만 나타나는 현상이 아니라 온혈동물에게 공통적으로 관찰되는 것이다. 실험실에서 쥐를 계속 빈둥거리도록 하거나 또는 쳇바퀴를 주어 돌리면서 활동량을 늘려도 에너지 소비량은 처음에만 조금 증가할 뿐 일정하게 유지된다.

폰처의 연구 결과가 발표된 뒤에 비슷한 소규모 연구가 여러 건 이어졌다. 하지만 운동으로 소비한 열량의 정확히 얼마만큼을 다른 활동을 줄여 벌충하는지 알려주는 대규모 연구 결과는 없었다. 다시 말하지만 1인당 하루 80만 원의 연구 비용은 절대 적은 돈이 아니다. 그런데 2021년 8월 그 수치를 보여주는 연구 결과가 나온 것이다.[121] 불행히도 운동으로 소비 열량을 늘리더라도 다른 데서 열량을 절약해 보충하는 경향은 체지방이 많은 사람에게 더 강하게 나타난다. 보통 사람이 운동으로 100kcal를 소비하면 몸이 28kcal를 절약해서 실제 효과는 72kcal를 더 소모하는 데 그친다면 체지방이 많은 사람은 50kcal까지 보충하는 경향이 있다. 같은 운동을 하더라도 체지방이 많으면 효과가 떨어진다는 이야기이다.

운동을 안 하던 사람이 운동을 해도 에너지 소비량은 그에 비례해서 늘어나지 않는다. 처음에는 체중이 조금 줄어들 수 있지만 인체는 곧 운동에 소모한 열량에 맞춰 다른 항목의 에너지 소비량을 줄인다. 그러니 운동만으로는 살을 빼기 어렵다. 식단 조절이 반드시 필요하다. 바로 이것이 운동만으로 소식을 대신할 수 없는 이유이다. 하지만 바로 이 같은 사실이 운동이 건강에 유익한 이유가 되기도 한다. 운동으로 열량을 소비하는 만큼 다른 활동에 사용할 에너지의 양이 줄어들기 때문이다. 운동으로 에너지 예산이 줄어들면 생명 유지에 필수적 활동에 우선순위를 두고 우선순위가 낮은 일에는 에너지 소비가 줄어든다. 그럼 어떤 활동이 줄어들까? 피제팅fidgeting(다리를 떨거나 손으로 탁자를 두드리는 것처럼 가만히 있지 못하고 계속 움직이는 것)이 줄어들거나 앉아서 쉬는 시간이 늘어날 수도 있다. 폰처와 함께 2021년 연구의 주요 저자 중 한 명인 영국 로햄튼대학교 보건생명대학 루이스 할세이Lewis Halsey 교수는 이에 더해 면역체계가 사용할 에너지가 줄어든다고 추측한다. 염증도 면역반응이다. 면역체계가 적게 일한다는 이야기는 염증이 줄어든다는 의미가 되기도 하는 것이다. 운동이 만성 염증을 완화하는 데 도움이 되는 이유이다. 운동이 통증을 줄이는 이유는 그 밖에도 엔돌핀 증가, 세로토닌 증가, 신경세포 재생 촉진과 같은 여러 이유가 있다. 실제로 오래 앉아서 일하다가 몸의 근육이 뻣뻣해지고 통증이 느껴질때 5~10분 걷거나 실내자전거를 타는 것만으로도 통증이 줄어드는 것을 체감할 수 있다.

같은 맥락에서 운동을 하고 나면 스트레스에 대한 반응도 덜 민감해진다. 과식하면서 운동을 하지 않는 사람에게는 스트레스에 반응할 에너지가 넘쳐나지만, 소식하면서 운동하는 사람에게는 그런 일에 에너지를 낭비할 겨를이 없다. 그래서 규칙적으로 운동하는 사람은 스트레스 반응에 더 적은 에너지를 쓰게 될 수 있다. 하루 제한된 에너지를 용돈으로 받은 사람이라면 운동에 적당량을 써서 몸이 나머지 열량을 아껴 쓰도록 만들 때 건강에 더 유익하다는 것이다. 하지만 운동에 너무 많은 에너지를 소모할 경우에는 생명에 필수적 활동에도 사용할 에너지가 모자라서 건강에 도리어 해로울 수도 있다. 이 부분에서 소식과 운동은 닮은 구석이 있다. 지나치게 소식하여 영양실조가 오면 건강한 삶이나 수명 연장과는 정반대로 단명할 위험이 커진다. 운동도 마찬가지이다. 그렇다면 긍정적 효과에 있어서도 둘이 닮았을까?

소식과 운동의 공통점과 차이점

소식을 통해 섭취 열량을 30% 줄이면 수명을 연장시킬 수 있다. 사람에게서는 아직 검증되지 않았지만 적어도 효모, 초파리, 개와 같은 생명체의 수명을 연장한다는 실험 결과가 있다.[125] 이런 효과가 나타나는 이유에 대해 과학자들이 세운 가설 중 하나는 체격과 체지방이 줄어들고 특히 나이가 들면서 증가하는 내장지방이 줄어들어서 그렇다는 것이다. 운동으로든 섭취 열량 제한으로든 체중이 정상치를 유지하고 내장지방이 줄어들면 각종 질환과 사망 위험이 감소한다. 실제로 수술로 특정 유전형질을 가진 쥐의 내장지방을 제거하자 평균 수명과 최대 수명이 연장되는 효과가 나타났다.[126] 이런 실험 결과를 근거로 연구자들은 섭취 열량 제한이 수명 연장에 미치는 영향의 20% 정도는 내장지방이 줄어들기 때문이라고 추측했다. 하지만 운동으로 내장지방을 줄인 쥐는 소식으로 내장지방을 줄이고 운동을 덜 한 쥐에 비해 오래 살지 못했다.[127, 128] 소식한 쥐는 평균 수명과 최대 수명이 모두 늘어나지만, 운동으로 더 날씬한 몸매를 갖게 된 쥐는 평균 수명만 늘어나고 최대 수명은 늘어나지 않았다. 말하자면 운동으로 단명할 위험은 줄어들지만 더 오래 살게 되는 건 아니라는 이야기이다. 이러한 효과가 사람에게서도 동일하게 나타나는지에 대해서는 아직 분명치 않지만 의문이 생기는 것은 사실이다. 운동은 왜 섭취 열량 제한과 같은 수명 연장 효과를 내지 못할까?

이에 대한 가설 하나는 운동을 한 결과 건강에 해로운 물질이 체내에 만들어질 수 있다는 것이다.[129] 운동을 하면 인체가 에너지를 소비하는 과정에서 활성산소종이 생겨난다. 산소가 쇠를 녹슬게 하듯, 산화물질이 인체에 생겨 우리 몸의 노화를 촉진한다는 것이다. 그러니 활성산소종이 더 많이 생겨날수록 건강과 수명 연장에는 부정적 영향을 끼칠 거라는 가설이다. 하지만 과학자들은 운동 뒤에 생겨나는 산화물질, 활성산소종이 실제로는 건강에 유익한 효과를 낸다는 사실을 발견했다. 운동한 뒤에 생기는 활성산소종은 오히려 세포를 긍정적 방향으로 이끄는 신호가 된다는 것이다. 활성산소종은 인체에 침입한 세균과 바이러스를 제거할 때도 사용되고 손상된 인체 세포의 복구를 위한 신호로 작용할 수도 있다. "나를 죽이지 못하는 것은 나를 더 강하게 만든다"라는 호르메시스의 원리가 운동의 효과에도 적용된다. 운동은 근육을 미세하게 손상시킨다. 하지만 손상된 근육을 복구하는 과정에서 근육이 더 튼튼해지며 인체는 더 건강해진다.

운동 뒤에 항산화제를 고용량으로 섭취하면 이런 복구 과정을 이끄는 신호가 약해져서 운동의 건강 증진 효과가 줄어들 수 있다.[130] 2017년 코크런 리뷰Cochrane review에서 50건의 연구를 종합적으로 분석하여 내놓은 결론이다. 운동 뒤에 항산화제가 근육 통증을 줄이고 빠른 회복을 돕는다는 생각에 운동을 마치고 나서 바로 항산화제를 삼키는 사람이 많지만 그렇지 않다는 이야기이다. 운동 뒤에 항산화제를 보충해 줘도 근육통이 특별히 더 빨리 줄어들지 않는다. 운동 뒤 6시간이 지나도 그렇고, 하루, 이틀, 사흘, 나흘이 지나도 별다른 효과가 없다. 오히려 예상과 정반대의 결과가 초래될 수 있다. 2014년 노르웨이 연구팀이 54명의 젊은 성인 남녀를 대상으로 연구한 결과 항산화제가 운동 효과를 오히려 떨어뜨리는 것으로 나타났다.[131] 한쪽은 비타민 C 1,000mg, 비타민 E 235mg을 주고 다른 한쪽에는 위약을 주어 비교한 결과이다. 일주일에 고강도 운동을 3~4회 실시하는 프로그램을 11주 동안 계속한 뒤에 보니 세포의 발전소로 불리는 미토콘드리아의 생성과 관련된 지표가 위약 투여 그룹에서 더 분명하게 증가한 것이다. 반대로 항산화제를 운동 뒤에 섭취한 그룹의 참가자에게서는 지표 증가가 덜 나타났다.

한때 노화방지 물질로 각광받았던 적포도주 속 항산화물질 레스베라트롤을 섭취한 경우에도 결과가 비슷했다.[132] 2013년 덴마크 연구팀은 27명의 60대 남성을 대상으로 한쪽에는 레스베라트롤 250mg, 다른 한쪽에는 위약을 주고 2개월의 운동 뒤에 어떤 차이가 있는지 비교했다. 운동은 확실히 건강에 유익했다. 혈중 콜레스테롤 수치나 동맥 혈압과 같은 심혈관계 건강 관련 지표가 향상됐다. 하지만 운동하면서 위약을 먹은 그룹에 비해 레스베라트롤을 투여한 그룹은 그 효과가 떨어지거나 아예 나타나지 않기도 했다.

요약하면 이런 이야기이다. 운동 뒤에 약간의 산화물질(활성산소종)이 생겨나면 인체에는 건강한 자극이 된다. 마치 소식이나 간헐적 단식이 우리 몸에 에너지 섭취가 부족하다는 신호를 주는 게 긍정적 효과로 이어지는 것처럼 운동도 몸을 조금 힘들게 해서 효과를 낸다. 운동으로 인한 염증도 비슷하게 작용할 수 있다. 운동을 하면 약간의 염증이 유발된다. 하지만 이런 염증으로부터 회복하는 과정에서 나타나는 항염증 효과가 더 크다. 운동하고 난 직후에는 몸이 힘들게만 느껴지지만 운동과 휴식을 반복하는 과정에서 전보다 더 건강해진다는 뜻이다.[133] 물론 운동하다가 부상을 입을 경우처럼 염증이나 통증이 과할 때까지도 운동을 계속해야 한다는 것은 아니다.

　　체온 상승 때문에 운동이 수명 연장 효과를 내지 못하는 게 아닌가 추측하는 과학자들도 있다. 사람은 체온을 일정하게 유지하는 항온동물이다. 피부 체온은 바깥 온도에 따라 변한다. 하지만 몸 속 깊은 곳의 심부체온core body temperature은 거의 일정하다. 심장, 간, 신장과 같은 인체 깊숙이 자리한 장기들의 온도는 항상 37℃로 유지된다. 보통 아침보다 저녁에 심부체온이 높고, 자는 동안에는 조금 낮아지지만 변동 폭은 그리 크지 않다. 하루 0.5℃ 이내의 아주 좁은 범위 내에서 움직인다. 생강차를 마셔도, 뜨거운 음료나 매운맛 음식을 먹어도 심부체온에는 별다른 변화가 없다. 뜨거운 음료의 열기나 매운맛 성분의 자극으로 인해 피부 혈관이 확장되고 그로 인해 피부 표면의 체온은 일시적으로 상승한다. 하지만 격렬한 운동을 하면 심부체온이 일시적으로 상승할 수 있다. 음식을 많이 먹으면 음식이 소화·흡수되고 대사되면서 열이 난다. 이렇게 음식을 먹으면 열이 나는 효과를 음식의 발열효과Thermic Effect of Food, TEF라고 한다. 주로 앉아서 생활하는 현대인의 경우 하루 에너지 소비량 중 기초대사량이 50~70%, 운동이 20~30%, 음식으로 인한 발열효과가 10~15%를 차지한다. 겨울날 뷔페 가서 실컷 먹고 나면 나올 때는 추위가 잘 안 느껴지고 오히려 땀이 나는 이유이다. 하지만 이렇게 심부체온을 올리는 건 수명 연장 차원에서는 좋지 않다. 소식이 수명을 늘리는 이유 중 하나가 심부체온을 조금 낮춰주는 것과 관련되기 때문이다. 반대로 극단적인 다이어트나 섭취 열량 제한을 하는 것도 좋지 않은데, 늘 추위를 타게 되기 때문이다. 그러나 운동으로 심부체온이 상승하는 것은 일시적이다. 게다가 체온과 장수의 관계는 종에 따라 다르다.[134] 체온이 낮은 것은 벌거숭이두더지쥐가 장수하는 데는 기여할 가능성이 있지만 사람에게서 같은 효과가 있는지는 분명치 않다. 여성이 남성보다 심부체온이 조금 높지만 평균적으로 더 오래 사는 것만 봐도 그렇다. 운동이 심부체온을 일시적으로 올린다고 해서 수명 연장에 부정적 영향을 준다고 보기 어렵다.

그렇다면 운동은 왜 열량 제한만큼의 효과를 내지 못하는 걸까? 운동이 호르몬이나 에너지대사에 미치는 영향 면에서는 소식의 효과를 흉내 내지 못하기 때문일 가능성이 크다. 그리고 바로 이 부분이 수명 연장과 관련된 지점이다. 적게 먹어서 에너지 섭취량을 줄이면 우리 몸은 상황을 감지하고 에너지대사와 관련된 호르몬양을 조절하기 시작한다. 어떻게든 줄어든 예산에 맞춰 생존을 도모하는 것이다. 에너지대사를 조절하는 데는 갑상선이 관련된다. 그래서 소식하면 갑상선 호르몬의 양이 줄어든다. 2008년 미국 워싱턴대학교 의과대학 연구에서 과체중 성인을 대상으로 운동 또는 섭취 열량 제한 다이어트로 1년 동안 체중을 감량하도록 한 결과, 섭취 열량을 제한한 경우에만 갑상선 호르몬 수치가 낮아졌다.[135] 소식하면 이에 더해서 인슐린과 인슐린 유사 성장인자(IGF-1) 수치도 떨어진다. 이 둘은 소식이 수명 연장으로 이어지는 핵심 고리로 생각되고 있다. 운동도 인슐린과 IGF-1의 작용에 영향을 미치기는 하지만 호르몬에 미치는 영향의 폭은 전체적으로 열량 제한 쪽이 더 크다. 평균 7년 동안 장기간 소식한 사람들 28명과, 나이, 성별, 체지방이 비슷한 28명의 장거리 달리기 선수, 서구식 식단으로 먹는 일반인 28명을 비교한 연구 결과에서 소식하는 사람은 인슐린 민감도를 높이는 아디포넥틴 호르몬 수치가 운동 그룹이나 일반인 그룹보다 높고 인슐린 저항성을 높이는 레지스틴 호르몬 수치는 낮은 것으로 나타났다.[136] 이들 호르몬은 모두 지방세포에서 만들어진다. 뱃살이 찔수록 지방세포의 크기가 커지고 이에 따라 아디포넥틴은 적게 만들어져서 인슐린 민감도는 떨어진다. 반대로 레지스틴은 더 많이 만들어져서 인슐린 저항성은 증가한다. 알베르트아인슈타인의과대학교에서 노화를 연구하는 데릭 허프먼Derek M. Huffman 교수는 이런 호르몬 변화에 미치는 영향력의 차이가 운동이 수명 연장 면에서 소식보다 효과가 떨어지는 원인이 아닌가 추측한다.[137]

그래도 우리가 운동해야 하는 이유

앞서 말한 대로 수명 연장 효과에서는 소식보다 운동의 효과가 떨어질 가능성이 있다. 하지만 그렇다고 해서 운동을 할 필요가 없다는 뜻은 아니다. 생활에서 운동과 소식 중에 하나만 골라야 할 이유는 없다. 둘을 병행하는 게 더 효과적이다. 소식이라는 게 말이 쉽지, 원래 먹어야 하는 열량보다 30%를 적게 먹는다는 것은 매우 어려운 일이다. 열량 섭취를 조금 덜 줄이더라도 운동을 병행하면 열량 섭취를 30% 줄이는 것과 비슷한 효과가 나타난다. 2006년 미국에서 6개월 동안 열량 섭취를 25% 줄인 사람들과 열량 섭취를 12.5% 줄이고 운동으로 에너지 소비를 12.5% 늘려서 열량 제한 효과를 동일하게 맞춘 사람들을 관찰해 장수와 관련된 지표를 확인했다.[138] 그 결과 두 그룹은 공복 인슐린 수치, 심부체온, DNA 손상 정도, 골격근의 미토콘드리아 생성 등의 여러 지표에서 비슷한 정도로 유익한 효과를 얻은 것으로 나타났다. 동물실험에서도 이와 마찬가지로 섭취 열량을 8~18% 정도 제한하고 운동을 할 경우 운동 효과가 소식의 효과에 더해지는 것으로 나타났다. 그냥 살을 빼는 것보다는 운동을 병행할 경우에 심혈관계 위험이 낮아지고 골밀도가 유지되며 근육량이나 근력을 향상시키는 데에도 도움이 된다.

2022년 여름 영국에서 35만 명에 가까운 사람의 자료를 분석하여 내놓은 연구 결과는 운동과 소식 중 하나를 선택하는 것보다 둘을 병행하는 게 제일 좋은 선택이라는 사실을 확인해 줬다.[139] 운동을 열심히 한다고 과식의 해악을 막을 수 없고, 식사만 제대로 해서는 운동의 유익을 거둘 수 없다는 것이다. 너무 당연한 이야기가 아니냐고? 그렇게 치부하기에는 운동만 잘 하면 뭐든 원하는 대로 먹어도 된다는 식의 과장 광고가 너무 많다는 게 연구팀의 지적이다. 이 연구는 영국 바이오뱅크에서 뽑은 34만 6,627명의 자료를 분석하여 이뤄진 것이다. 영국 바이오뱅크는 2006년부터 2010년까지 40~59세의 50만 명의 자원자를 모집하여 이들의 유전자, 생활습관, 바이오마커 등에 대한 자료를 모으고 10년 이상 추적하여 기록하는 대규모 프로젝트이다. 지금도 계속 추적하는 중이다. 전 세계의 과학자들에게 데이터를 제공하여 건강과 질병에 대한 다양한 연구에 도움을 주고 있다. 연구진은 이들 중 약 35만 명의 자료를 뽑아 운동과 소식의 효과를 분석한 것이다. 참가자의 연령은 중앙값이 57세였고 연구 시작 시점에는 건강했으며 심장병, 암, 만성 통증과 같은 질환이 없는 상태였다.

연구진은 참가자의 식습관이 어떤지 보기 위해 설문조사 결과를 분석했다. 하루에 4.5회 제공량 이상 채소와 과일을 먹고 2회 제공량 이상 생선을 먹으며 가공육 섭취는 2회 제공량 미만, 육류 섭취는 5회 제공량 이하인 사람은 건강에 유익한 식습관을 가진 것으로 분류됐다. 운동량에 대한 설문조사 결과를 통해 참가자들이 중간강도 운동과 격렬한 운동에 어느 정도 참여했는지도 함께 들여다봤다. 이렇게 자료를 분석한 결과 사망 위험이 제일 낮은 그룹은 건강에 유익한 식단을 유지하면서 운동도 많이 하는 사람들이었다. 운동을 열심히 해도 사망 위험이 줄어들고 건강 식단으로도 암으로 인한 사망 위험이 줄어들지만 둘 중 하나만으로는 부족했다. 사망 위험을 낮추는 제일 효과적인 방법은 운동과 건강 식단을 병행하는 것이었다. 운동만으로 나쁜 식단을 상쇄하는 효과는 없었다.

소식에 운동을 병행하는 것이 중요한 이유가 하나 더 있다. 소식으로 영양실조 없이 섭취 열량을 제한하는 식사법을 지속하면 수명을 연장하며 노화로 인한 질환이 생기는 것을 어느 정도 막거나 늦출 수 있다. 하지만 나이 들면서 문제가 되는 것은 노화만이 아니다. 오히려 노쇠frailty가 더 큰 문제이기도 하다. 노쇠는 신체 기능의 급격한 저하로 정상적 일상 활동을 할 수 없는 상태를 말한다. 신체와 정신 기능이 정상 수준보다 심각하게 줄어들면 살아 있어도 할 수 있는 일이 거의 없다. 하루 종일 앉거나 누워서 생활해야 한다면 남들보다 오래 산다고 해도 정말 잘 살았다고 할 수 있는지 의문이 든다. 소식이 노화를 늦추는 데 도움이 될지 몰라도 소식만 해서는 노쇠를 막기 어렵다. 노년기로 접어들면서 영양부족, 근육 손실, 골 손실이 생길 수 있다는 점을 감안하면 소식은 오히려 노쇠의 위험을 증가시킬 우려가 있다. 무리하게 섭취 열량을 줄이기보다 소식의 강도를 줄이고 운동을 하는 게 체력 유지에 더 나은 선택이 될 수 있다. 심지어 과체중이거나 비만인 사람의 경우도 운동이 체중 감량보다 더 나은 선택지가 될 수 있다. 체중을 감량하지 않더라도 신체활동을 어느 정도 해주는 것만으로도 심장병, 조기 사망위험이 감소하기 때문이다.[140] 다시 말해서 운동을 하면 최대

수명을 연장할 수는 없을지 몰라도, 40~50대에 조기사망할 위험
은 적어진다는 의미이다.

　물론 체중 감량이 건강에 유익하지 않다는 이야기는 아니다.
비만한 사람이 체중 감량에 성공하면 조기사망위험이 16%가량 낮
아진다. 하지만 동일한 사람이 운동을 해서 체력을 향상시키면 조
기사망위험이 30% 이상 떨어진다. 운동해서 살이 빠지지 않더라
도 그런 효과가 나타난다. 왜 운동의 효과가 다이어트보다 나을까?
단기적으로는 다이어트가 가능할지 몰라도 장기적으로는 다이어
트를 계속하기 어렵기 때문이다. 식욕을 누르고 산다는 것은 본래
어려운 일이다. 누르다 보면 오히려 식욕을 유발하는 외부적 신호
에 더 취약해질 수 있다. 심리학자 피터 허먼Peter Herman과 재닛 폴리
비Janet Polivy는 1970년대에 이에 대한 흥미로운 실험을 했다.[141] 참가
자들에게 고열량의 밀크셰이크를 먹도록 한 다음 쿠키, 케이크, 견
과류를 시식·평가하도록 한 것이다. 밀크셰이크를 먹고 난 뒤였으
니 대부분 참가자는 다른 음식을 더 적게 먹었다. 그런데 다이어트
중인 사람은 이와 반대였다. 밀크셰이크를 마신 뒤 시식에서 오히
려 더 많이 먹었다. '에라 모르겠다. 이미 과식했으니 더 먹자' 하는
심리가 작용했기 때문이다.

　또 다른 실험에서는 300kcal 간식을 미리 주면서 600kcal 간식
이라고 알려주었고, 반대로 600kcal 간식을 주면서 300kcal이라고
잘못된 정보를 줬다. 이후 식사로 샌드위치를 맛보도록 했다. 다이

어트 중인 사람은 이 경우에도 마찬가지로 행동했다. 고열량이라고 알려준 간식을 먹은 뒤에는 샌드위치를 더 많이 먹고 저열량이라고 말해준 간식을 먹은 뒤에는 더 적게 먹었다.[142] 실제로 섭취한 열량에 관계없이 '오늘 다이어트는 망했다'라는 생각만으로 과식한 것이다. 늘 적게 먹어야 한다는 강박에 시달리는 성인은 간식을 먹은 뒤에 배부르다고 밥을 적게 먹는 어린이와는 정반대로 행동한다. 하지만 인체의 생리적 신호에 귀를 기울이지 않고 의식적으로 누르면 언젠가는 자포자기하고 폭식하는 순간이 찾아오기 마련이다. 다이어트는 실패하고 뱃살은 다시 불어나며 건강은 전보다 더 나빠진다. 체중 감량에 성공한 뒤에도 다이어트를 중단하는 순간 요요 현상으로 체중이 다시 증가할 공산이 크다. 체중이 원래대로 돌아오면 당뇨병, 고혈압, 고지혈증 같은 만성질환 위험도 함께 증가한다. 반대로 운동은 지방을 저장하고 사용하는 능력을 향상시킨다. 운동할 때는 피하지방보다 꺼내 쓰기 쉬운 내장지방을 먼저 사용한다. 내장지방이 줄어들면 당뇨병, 고혈압과 같은 만성질환 위험도 함께 줄어든다.

　소식에 운동을 더할 수 있다면 제일 좋은 선택이다. 하지만 도저히 소식을 할 수 없다면 운동이라도 하는 게 낫다. 비록 운동으로 더 오래 살 수 없을지 몰라도 최소한 단명하는 것만큼은 막을 수 있다. 그렇다면 어떤 운동을 어느 정도로 하는 게 좋을까?

최적의 운동이란 어느 정도인가

요즘 인기 있는 운동 방법 한 가지는 고강도 인터벌 트레이닝High-Intensity Interval Training, HIIT이다. 짧게 격렬한 운동을 하고 몇 분 동안 잠시 쉬었다가 다시 격렬한 운동을 하는 방식이다. 이렇게 짧지만 격렬한 운동을 하면 체력 증진 효과를 얻으면서 근육 세포 속의 에너지 발전소 미토콘드리아의 수를 늘려서 세포 속 에너지대사를 더 활발하게 만들 수 있다. 하지만 이런 고강도 운동도 지나치게 하면 오히려 건강에 해로울 수도 있다.[143] 미토콘드리아의 기능을 저해하여 인체가 포도당을 처리하기 힘들게 만들 수 있다는 것이다. 스웨덴 연구진이 2021년 3월 학술지 《셀 메타볼리즘Cell Metabolism》에 발표한 연구 결과이다. 11명의 건강한 남녀를 대상으로 한 소규모 연구 결과이긴 하지만 주목할 만하다. 참가자들은 처음 1주 동안 두 차례 고강도 인터벌 트레이닝을 했다. 4분 동안 실내자전거를 최대한 격렬하게 타고 3분 쉬는 식으로 다섯 번 반복하는 것을 한 세션으로 했다. 연구자들은 매번 운동 강도를 측정하고 참가자들의 다리 근육을 조직검사하면서 24시간 혈당 조절 추이도 지켜봤다. 2주째는 고강도 인터벌 트레이닝을 한 세션 추가해서 일주일에 세 차례 운동하도록 했다. 3주째는 운동 세션 수를 5회로 늘렸다. 2주째부터는 자전거 타는 시간도 4분과 8분을 섞어서 운동 강도를 높였다. 마지막 4주째는 운동 강도와 시간을 다시 절반으로 줄여서 참가자들이 회복할 수 있도록 했다.

4주간의 트레이닝 결과, 처음에는 운동의 효과가 긍정적으로 나타났다. 2주 차에는 참가자들의 체력이 향상되고 혈당 조절 기능도 나아졌으며 근육 세포 속 미토콘드리아의 수도 늘어났다. 미토콘드리아의 에너지 효율이 향상되어서 전보다 에너지를 더 많이 만들어 낼 수 있게 되었다는 이야기이다. 하지만 3주째가 되어 운동량과 강도를 늘리자 상황이 역전됐다. 미토콘드리아 기능이 전보다 떨어져서 2주째의 60% 수준으로 내려간 것이다. 미토콘드리아에서 에너지대사가 제대로 이뤄지지 않게 되자 참가자들의 포도당 처리 능력도 함께 저하되었고 혈당 수치가 불안정하게 요동치는 패턴을 보였다. 마지막 4주째가 되어서 운동 강도와 시간을 다시 낮춘 뒤에는 미토콘드리아의 기능이 어느 정도 회복되어서 다시 효율이 높아졌다. 하지만 여전히 2주 차 수준보다는 25% 낮은 수준에 머물렀다. 포도당 처리 능력도 마찬가지로 2주 차 수준을 회복하지 못했다. 이런 연구 결과는 고강도 인터벌 트레이닝을 자주 한다고 해서 건강에 더 유익한 건 아니라는 점을 시사한다.

일주일에 세 번 고강도 인터벌 트레이닝을 하는 것보다 일주일에 다섯 번 중간강도의 운동을 하는 게 건강 면에서 더 낫다는 연구 결과도 있다.[144] 2021년 캐나다에서 진행된 연구에서는 과체중이며 주로 앉아서 생활하는 남성 23명을 대상으로, 절반은 일주일에 세 차례의 고강도 인터벌 트레이닝을 나머지 절반은 일주일에 다섯 번 30~40분 동안 중간강도의 운동을 하도록 했다. 이 연구에서 격렬한 운동은 30초 동안 가능한 한 최대 속력으로 실내자전거를 타고 2분 동안 쉬는 것을 4~6회 반복하는 식으로 이뤄졌고, 중간강도 운동은 크게 힘들지 않을 정도로 편안하게 30~40분 동안 실내자전거를 타는 식으로 했다. 운동 시간으로 치면 고강도 그룹은 일주일 운동 시간을 전부 합해도 1시간이 되지 않았고 중간강도 운동 그룹은 매주 2.5시간을 넘게 운동한 셈이었다. 6주간 이렇게 운동한 뒤에 두 그룹의 건강 지표를 검사한 결과 일단 양쪽 모두 체력은 좋아진 것으로 나타났다. 하지만 다른 건강 지표에서는 차이가 있었다. 중간강도 운동 그룹에서만 체지방이 많이 줄고 혈압이 향상되고 지방 대사 능력이 좋아졌다. 혈당 조절은 양쪽 모두 운동한 날만 더 잘됐다. 고강도 운동 그룹은 일주일에 사흘만 혈당치가 안정적이고 중간강도 운동 그룹은 일주일에 닷새 동안 혈당이 안정화되었다는 뜻이다. 비록 소규모 연구 결과이긴 하지만 운동의 강도와 빈도에 대해 시사하는 바가 있다. 가끔 격렬한 운동을 하는 것보다 자주 빠르게 걷기 수준의 적당한 운동을 하는 게 건강에 더 이로울 수 있다는 것이다.

하지만 이런 연구 결과에는 한계가 있다. 앞서 지적한 것처럼 참가자의 수가 너무 적다. 30명도 되지 않는 소규모 연구이므로 잘못된 결론이 나기 쉽다. 게다가 연구 기간도 짧은 편이다. 기간을 늘리면 좋겠지만 비용이 너무 많이 들다 보니 장기간 진행되는 연구는 극소수에 불과하다. 하지만 2020년 노르웨이에서 그런 장기간 대규모 연구 결과가 나왔다.[145] 대체로 건강한 70대 노인 1,567명을 무려 5년 동안 연구한 결과이다. 연구진이 70대 노인을 선택한 것은 이들을 대상으로 연구할 경우 젊은이에 비해 사망자 수가 많을 것이고 따라서 운동이 사망률에 미치는 영향을 좀 더 쉽게 파악할 수 있기 때문이었다.

연구진은 1,500명이 넘는 참가자들을 세 그룹으로 나눠 무작위로 대조군은 1주에 5회 이상 하루 30분 걷기와 같은 일상적 운동 가이드라인에 맞춰 생활하도록 했다. 다른 한 그룹은 1주에 5회 중 2회는 30분 걷기 대신 더 길게 50분씩 중간강도 지속 운동을 하도록 하고, 마지막 그룹은 1주에 5회 중 2회는 걷기 대신 고강도 인터벌 트레이닝으로 대신하도록 했다. 4분 동안 격렬한 운동을 하고 4분 동안 쉬는 것을 한 세트로, 이를 네 세트씩 반복하는 방식이었다. 앞서 살펴본 것처럼 일주일에 2회의 고강도 운동이면 미토콘드리아의 기능을 높이는 데 최적이라고 볼 수 있다. 건강한 70대 노인에게 아예 운동을 하지 않게끔 하는 것에는 윤리적인 문제가 있었기 때문에, 운동을 아예 안 하는 사람이 아니라 노르웨이 정부 가이드라인에 따라 운동하는 경우를 대조군으로 삼은 것이다.

이후 5년 동안 주기적으로 연구소에서 검사와 감독을 하며 연구를 진행한 결과, 주2회 고강도 인터벌 트레이닝을 한 참가자가 사망 위험이 제일 낮은 것으로 나타났다. 이들은 거의 매일 30분씩 걸은 사람보다 37%, 매주 2회씩 중간강도 지속 운동을 한 사람보

다 49% 모든 원인 사망위험all cause mortality이 낮았다.[145]

실생활에서 고강도 운동과 중간강도 운동 중 하나만 골라서 할 이유는 없다. 한쪽에만 치우치는 것보다는 둘을 섞어서 운동하는 게 제일 좋다. 노르웨이 연구 참가자 중 고강도 인터벌 트레이닝 그룹도 고강도 운동만 한 게 아니라 주 5회의 중간강도 운동 중 2회를 고강도 운동으로 대신했다는 사실을 기억할 필요가 있다. 노르웨이 연구에 참가한 70대 성인의 5년간 사망률은 4.6%로, 노르웨이 70대 성인의 5년간 사망률이 평균 10%인 것에 비하면 절반 수준이었다. 운동을 하면 어떻게든 동일 연령대에서 생존 가능성을 높일 수 있다는 의미이다. 하지만 기왕이면 중간강도 운동만 하는 것보다 매주 2회 짧은 고강도 운동 세션을 넣어서 운동 강도를 달리해 주면 더 좋다. 다만 만성질환이 있는 사람은 전문가와 상의한 뒤에 자신에게 적절한 운동을 선택하는 게 안전하며 중간강도 운동이 실행 가능성 면에서 더 나을 수 있다. 2017년 심부전으로 심장 기능이 저하된 사람을 대상으로 한 연구에서는 중간강도 지속 운동을 시도한 사람들의 80%가 처방받은 운동 강도보다 강도를 높여 운동한 것으로 나타났다.[146] 하지만 고강도 인터벌 트레이닝을 처방받은 사람의 경우 51%는 처방된 운동 강도에 미치지 못했다. 반면에 노르웨이 연구에서 고강도 운동을 하도록 배정된 참가자 중 상당수는 그런 운동에 재미를 느끼고 피트니스센터에 등록해서 인터벌 트레이닝을 더 즐기기도 한 것으로 나타났다. 무리해서 운동하려고 하면 오히려 포기하기 쉽다는 건 누구나 한 번쯤 경험해 보는 일이다. 하지만 건강한 성인이라면 재미 삼아 고강도 운동에 도전해 보는 것도 좋은 선택이 될 수 있다.

어떻게 운동할 것인가

나의 운동 강도가 어느 정도 수준인지 어떻게 알 수 있을까? 노래 부르기로 확인해 보면 된다. 운동하면서 노래를 부를 수 있다면 가벼운 운동이다. 노래를 부르기는 힘들지만 말하는 데는 큰 지장이 없는 정도라면 중간강도 운동이다. 운동 뒤에 일시적으로 숨이 차서 말을 하기 힘든 정도라면 고강도 운동이다. 천천히 걷기는 가벼운 운동, 빠르게 걷기는 중간강도 운동, 달리기는 고강도 운동이다. 30분 동안 1.5km를 걷는다면 가벼운 운동, 3km를 걷는다면 중간강도 운동이다. 대부분의 전문가는 일주일에 150분 정도의 운동이면 질병 위험을 낮추고 건강을 향상시키기에 충분하다고 입을 모아 말한다. 여러 국가의 운동 가이드라인도 일주일 150분 정도의 중간강도 운동에 맞춰져 있다.

'비만과의 전쟁' 하면 제일 먼저 머릿속에 떠오르는 나라 미국에서는 정부 차원에서 전 국민을 위한 운동 가이드로 세 가지 선택지를 제시한다.[147] 첫 번째는 빠르게 걷기와 같은 중간강도 유산소 운동을 일주일 150분, 예를 들어 하루 30분 걷기를 5일 동안 수행하는 것이다. 두 번째는 달리기와 같은 고강도 운동을 매주 75분씩

해주는 것이다. 세 번째는 일주일에 두 번 이상 중간강도 운동과 고
강도 운동을 섞어서 해주는 것이다. 고강도 운동 1분은 대략 중간
강도 운동 2분에 해당하므로 이렇게 두 방식을 병행할 때는 일주
일에 중간강도 운동 75분, 고강도 운동 38분 정도를 며칠에 나눠서
해주면 된다. 여기에 일주일 2회 이상 웨이트 트레이닝과 같은 근
력 운동을 더해주어야 근육을 튼튼하게 유지할 수 있다.

그래도 운동에 부담을 느끼는 사람이라면 매번 운동복으로 갈
아입고 피트니스센터에 갈 필요는 없다는 최신 연구 결과를 살펴
보는 게 도움이 된다. 평소에 몸을 좀 더 자주 움직여서 소비 열량
을 늘려주는 정도로도 건강에 유익하다는 것이다. 짧은 시간 운동
해도 그 효과는 누적된다. 하루에 3분씩 걷기를 10번 해도 하루 한
번 30분 걷기를 하는 것과 효과가 동일하다. 2018년 미국 연구팀이
웨어러블 가속도 센서를 착용한 40세 이상 성인 4,840명의 활동 데
이터를 분석하여 내놓은 결론이다.[148] 연구 결과 하루에 20분 미만
으로 운동하는 사람의 경우 조기사망위험이 제일 높았다. 운동을
짧게 여러 번 하든 길게 하든 유익한 효과는 동일했다. 하루 누적
활동량이 많으면 조기사망위험이 줄어들었다.

심지어 아주 짧은 신체 활동을 하는 것만으로도 도움이 된다.
2022년 2월 아일랜드 연구팀이 7건의 연구를 메타분석한 연구 결
과에 따르면 짧게 2~3분 걷는 정도로도 식후 혈당치를 안정시키
는 데 유익한 효과를 냈다.[149] 앉아 있는 것과 비교하면 식후 60~90

분 내에 2~5분 정도 가볍게 걷는 것만으로도 혈당치가 천천히 오르고 천천히 내려가게 된다는 것이다. 이런 경향은 연구팀이 분석한 7건의 연구 결과에서 모두 나타났다. 심지어 식후에 서 있기만 해도 걷기보다는 못하지만 혈당치를 낮추는 데 약간의 도움이 됐다. 밥 먹고 나서 앉아 있는 게 건강에는 제일 나쁘다는 사실을 재확인시켜 주는 연구 결과이다. 이런 면에서는 점심시간마다 식당을 찾아 점심식사를 하는 직장인의 삶이 도움이 되는 부분도 있는 듯하다. 식사 뒤에 일터로 돌아오면서 짧게 걷는 것만으로도 혈당을 안정시키는 데 도움이 된다는 이야기이니 말이다.

걷기와 같은 가벼운 전신 운동이 혈당 안정에 도움을 주는 것은 운동할 때 근육이 핏속의 당을 더 잘 가져다 쓰기 때문이다. 산책이나 걷기가 어려울 때는 집안일이라도 하는 게 가만히 있는 것보다 낫다. 사실 식후 2~3분만 운동해도 된다는 이런 연구 결과를 알아두는 것만으로도 행동 변화에 큰 도움이 된다. 내 경우가 그랬다. 격렬하게 운동하고 나서 땀을 흘리는 게 싫어서 운동하지 않을 때가 많았는데 아일랜드 연구 결과를 보고 나서는 식후에 5분 동안 실내자전거를 타는 습관을 가지게 됐다. 일상생활 중간중간에 이렇게 짧게 운동하는 것은 부담 없이 할 수 있는 일이면서 효과도 좋다. 조금 격렬한 운동이라면 더 유익하다.

2022년 12월 학술지 《네이처 의학》에 발표된 연구 결과를 보면 하루에 1~2분 정도로 짧은 시간 격렬한 운동을 세 번만 해도 심혈관계 사망 위험이 약 50%, 암으로 인한 사망 위험이 거의 40% 줄어든다.[150] 여기서 격렬한 운동은 고강도 인터벌 트레이닝을 뜻하는 게 아니다. 직장인이 지각을 피하려고 뛰는 듯이 빠르게 걷거나 계단을 빨리 올라가는 정도의 활동으로 건강에 크게 유익한 효과를 거둘 수 있다는 것이다. 규칙적 운동을 하지 않는 평균 60세 영국인 2만 5,000명을 7년에 걸쳐 추적 조사한 결과이다. 특히 이 연구 결과는 설문조사가 아니라 참가자들의 손목에 활동량 측정기를 차게 하여 분석한 결과이므로 더 믿을 만하다.

운동을 위해 반드시 피트니스센터에 가지 않아도 된다. 평소 실내자전거 타기나 트레드밀에서 달리기를 하는 사람이라면 중간에 2분 정도 격렬하게 페달을 밟거나 빨리 달리는 것으로 운동 효과를 높일 수 있다. 엘리베이터를 타지 않고 계단을 올라가는 것도 좋은 운동이다. 걸어갈 때마다 중간에 2~3분씩 속력을 높여 빠르게 걷기를 하는 정도로도 충분하다.

우리는 이 장에서 운동은 소식을 부분적으로 흉내 내는 또 다른 방법이라는 사실을 살펴봤다. 둘 중 하나만 선택하는 것보다는 운동과 소식을 병행하는 게 좋다. 스마트워치를 차는 것도 활동량을 늘리는 데 도움이 된다. 2022년 8월 학술지 《랜싯 디지털헬스Lancet Digita Health》에 실린 연구에서는 400건 가까운 연구를 분석하여 16만 3,992명의 참가자에게 스마트워치와 같은 활동량 측정기가 도움이 되는지 알아봤다.[151] 결과는 분명했다. 활동량 측정기를 착용한 사람은 그렇지 않은 사람보다 하루에 40분 이상 더 걸었다. 체중이 약 1kg이 줄고 허리둘레가 1.5cm 줄어들 수 있는 정도이다. 24시간 연속 당 측정기와 같은 웨어러블 디바이스를 활용하면 건강 행동을 늘리는 데 큰 도움이 된다. 스마트워치나 웨어러블 디바이스가 실제로 활동량을 늘리는 데 도움이 되는가에 대해서는 비판적인 의견도 존재한다. 이 연구에서는 이 의문의 타당성을 따져보기 위해서 인과관계를 살펴볼 수 있는 무작위 배정 대조시험을 실시했다. 이를 포함한 다수의 연구 자료를 분석하여 낸 결론은 이런 디바이스가 실제로 활동량을 늘리는 데 도움이 된다는 것이었다.

운동이 유익하다는 건 알겠는데 의지가 도저히 따라주지 않는다면 죽음을 생각하자. 2021년 캐나다 워털루대학교 연구에 따르면 운동 부족으로 인한 질환, 사망 위험에 대한 메시지가 동기 유발에 제일 효과적이었다.[152] 운동 안 하면 빨리 병들고 죽는다는 생각을 하는 것만으로도 강력한 동기 부여가 된다는 것이다. 일찍 죽는 것도 슬픈 일이지만 건강하지 못한 상태로, 노쇠한 상태로 사는 삶도 불행하다. 운동은 삶을 연장시켜 줄 수 없을지 모르지만 남은 삶을 건강하게 살 수 있게 해준다는 사실을 기억하자.

운동의 효과를 흉내 내는 약은 없을까

물론 있다. 하지만 아직 초기 단계이다. 게다가 운동의 효과를 약으로 모방하는 데는 몇 가지 어려운 문제가 있다. 운동은 매우 복잡하고 다양한 생리적 반응을 유발한다. 약으로는 이런 복잡한 과정을 모두 흉내 내기 어렵다. 여러 가지 약물을 한 알에 모아 동시에 투여하는 방법도 연구하고는 있지만 아직 제대로 성과를 내지는 못하고 있다. 또 다른 문제점은 운동의 효과가 여러 장기와 조직에 나타난다는 것이다. 운동은 심혈관계, 근골격계, 면역계, 내분비계에 복합적으로 영향을 준다. 하지만 운동 효과를 모방하는 약은 주로 근육에 미치는 운동의 작용에 초점을 맞춘 것들이다. 이런 약으로 운동 효과를 어디까지 따라 할 수 있을지 의문이다. 그럼에도 불구하고 운동을 할 수 없는 신체적 어려움을 가진 사람들에게 도움이 될 거라는 생각에 운동 모방 약물을 연구하는 과학자들이 많다. 아직 갈 길은 멀지만 그들이 성과를 거두기 바란다.

내가 지나치게 운동을 하는지는 어떻게 알 수 있을까

몸의 신호에 귀를 기울이면 된다. 운동 뒤에 지나치게 피곤하거나 회복이 느리다면 운동 강도나 양이 과하다는 표시일 수 있다. 충분한 휴식을 취하고 나서도 피로가 계속되거나 운동 자체가 하기 힘들어질 때 무리하게 밀어붙여서는 곤란하다. 프로 운동선수가 아닌 이상 그렇게 할 이유도 없다. 개인차는 있지만 나이 들수록 운동 능력이 떨어지기 마련이다. 2020년 포르투갈 연구팀이 18건의 연구 논문을 종합적으로 분석한 결과 장시간 지나친 강도로 운동하면 염증성 물질이 증가하여 부상과 만성 염증 위험이 높아지는 것으로 나타났다.[153] 중간강도 또는 고강도 운동을 적절한 휴식 시간과 함께 병행할 때 운동으로 얻는 유익이 가장 커진다는 게 연구진의 설명이다.

건강을 위한 운동은 인체가 이겨낼 수 있는 정도의 스트레스를 주는 것임을 잊지 않는 게 좋다. 회복 불능이 될 정도로 운동하는 것은 오히려 해가 될 수 있다. 나를 죽이지 못하는 것은 나를 더 강하게 만들 수 있지만, 나를 죽일 정도로 지나치게 운동하는 것은 나를 단명하게 만들고 말 것이다.

나가며

건강을 넘어, 지속 가능성으로

지금까지 수명과 건강을 중심으로 우리가 소식을 해야 하는 이유를 알아봤다. 그런데 소식은 단순히 건강의 문제에서 끝나지 않는다. 적게 먹는다는 것은 지속 가능성의 문제이기도 하다. 그런데 왜 우리의 식탁에서 지속 가능성이 문제가 될까? 기본적으로 인구가 너무 많기 때문이다. 1987년 유엔 「브룬틀란 보고서Brundtland Report」에서는 "지속 가능한 발전이란 미래 세대가 그들의 필요를 충족시킬 능력을 저해하지 않으면서 현재의 필요를 충족시키는 것"이라고 정의했다.[154] 과거처럼 채집과 사냥으로 살아간다고 해서 환경에 전혀 영향이 없는 건 아니다. 불을 사용하는 인간은 환경을 변화시킨다. 때때로 산불을 내기도 하고 사냥감을 멸종시키기도 한다. 빙하기의 끝부분에 북아메리카 대륙에서 매머드mammoth, 검치호Smilodon와 같은 대형동물이 멸종한 원인 중 하나가 사냥이라는 가설도 있다. 사람에게 잡아먹히거나 또는 인간의 과도한 사냥으로 먹잇감이 없어졌기 때문이라는 것이다. 그럼에도 불구하고 사냥, 채집은 농업보다 환경친화적이다. 2016년 알래스카 서부의 알류트족Aleut을 대상으로 한 연구에서는 그들이 사냥감 멸종과 같은 파괴적 영향을 주지 않고 다른 동물과 공존해 왔음을 보여준다.[155] 바다가 잔잔한 날에는 바다의 포유류를 잡고 풍랑이 심할 때는 조간대에서 조개를 채취하는 식으로, 사냥과 채집의 대상을 바꿨기 때문에 어느 한 종이 멸종할 때까지 남획하는 일이 없었다.

하지만 현재 상황은 전혀 다르다. 기본적으로 입이 너무 많다. 지구상의 70억 인구를 먹여 살려야 한다. 농업은 세계적으로 환경변화를 일으키는 가장 커다란 요인이다. 지구 온실가스의 30%가 식품 생산으로 인해 발생한다.[156] 가축을 키우는 과정에서 발생하는 온실가스가 그중 절반을 차지한다. 모든 교통수단에서 배출되는 온실가스를 합친 것보다 많은 양이다. 빙하와 황무지로 덮인 땅을 제외한 지표면의 거주 가능한 땅의 50%가 농업에 사용되며 그 가운데 77%가 가축을 키워 고기와 젖을 얻기 위해, 나머지 23%가 사람을 위한 작물 재배에 사용된다. 담수의 70%도 식량 생산에 쓰인다.[157, 158] 그럴 수밖에 없다. 지구상의 포유동물 생물량biomass의 36%가 사람이고 60%가 가축이다. 야생 포유동물 생물량은 고작 4%에 불과하다.[159] 사람이 먹을 수 있는 동식물에 자원을 집중하니 나머지 동물의 생존은 위협받을 수밖에 없다. 육지에서 멸종 위기에 직면하는 조류와 포유류를 포함하여 척추동물의 90%가 2050년까지 농축산업으로 인해 서식지를 빼앗기고 위기에 내몰릴 것으로 예상된다.[160] 또한 고기를 쉽게 접하기 힘든 사람들은 야생동물을 사냥해서 먹기도 한다. 콩고 열대우림에서 매년 사냥으로 잡아먹는 야생동물이 500만 t에 이른다.[161] 이들 중 일부는 과거와 같이 수렵 채집 방식으로 살아가는 사람들에 의해 지속 가능한 방식으로 사냥된다. 하지만 지속 불가능한 수준으로 남획되는 동물 종이 절반 이상이다. 가난한 사람들이 단백질 공급원으로 야생동물을 잡아먹기도 하지만 야생동물을 먹는 걸 즐기는 도시인에게 팔기 위해 야생동물 사냥에 나서는 사람도 많다.

식품의 지속 가능성 문제는 코로나19와 같은 세계적 역병과 연결된다. 과학자들은 2003년 유행한 사스SARS의 원인 바이러스가 관박쥐를 보유숙주, 시벳을 증식숙주로 한다는 사실을 발견했다. 아직 코로나19의 숙주동물은 밝혀지지 않았다. 하지만 인수공통감염병이 세계적 유행병이 될 것이며 코로나바이러스를 주시해야 한다는 경고는 이미 발해진 적이 있었다.[162] 2012년 과학저술가 데이비드 쾀먼David Quammen이 자신의 책 『인수공통 모든 전염병의 열쇠Spillover: Animal Infections and the Next Human Pandemic』에서 내놓은 예측이다. 그리고 10년이 채 되지 않아 그의 예언은 현실로 나타났다. 70억 인류가 숲을 망가뜨리고 야생동물을 먹어치우고 생태계를 파괴하는 일을 멈추지 않는 한 이런 일은 반복될 것이다. 심지어 세계 인구는 현재 추세로 계속 늘어난다고 가정했을 때 2050년에는 100억에 이를 전망이다.

여기에 기후변화를 감안하면 상황은 더 암울하다. 국제식량정책연구소(IFPRI)의 추산에 따르면 지금처럼 20세기에 농산물 가격이 감소했던 것과는 반대로 21세기에는 식량 가격이 가파르게 상승할 가능성이 높다.[163] 최악의 경우 2010년 가격의 2배가 될 수 있다. 지구를 하나의 커다란 집으로 생각해 보자. 집에 사는 가족 구성원의 수는 계속 증가하는데 공급되는 식품의 양은 제한적이다. 공급량이 줄어들 우려마저 있다. 그 가운데 식품 공급은 한쪽으로 치우쳐 있다. 일부 가족은 너무 많이 먹고 나머지는 영양실조에 걸릴 정도로 먹을 게 없다. 현재 지구의 상황은 이와 비슷하다.

월드워치 연구소에 의하면 2000년에 인류 역사상 처음으로 전세계의 과체중 인구와 영양결핍 인구가 각각 11억 명으로 동일해졌다.[164] 그리고 20년이 지난 지금은 세계보건기구 통계에 따르면 과체중이 23억 명으로 압도적이다. 하지만 8억 2,000만 명 이상이 여전히 만성적 굶주림에 시달리고 있다.[165] 세계인 대다수가 과체중과 비만이 저체중보다 더 많은 사망 원인이 되는 나라에 살고 있음에도 그렇다. 오직 나 자신의 건강만을 위해 더 적게 먹어야 하는 게 아니다. 식량 부족으로 고통받는 사람을 위해서라도 지금보다 더 적게 먹어야 한다.

환경을 위한 소식이 필요한 이유

지구를 위해서도 덜 먹어야 한다. 석탄, 석유와 같은 화석연료의 사용으로 19세기 이래 지구의 온도는 1.1℃ 상승했다. 2021년 8월 9일 기후변화에관한정부간협의체(IPCC)는 이대로 가면 앞으로 20년 내에 1.5℃까지 상승할 수 있다는 과학자들의 경고가 담긴 보고서를 승인했다.[166] 지구온난화로 인한 1.5℃ 상승 시점이 이전보다 10년이 앞당겨졌다. 1.5℃는 티핑포인트이다. 가뭄, 산불, 홍수와 함께 식량 부족이 폭발적으로 증가하게 되는 지점이다. 2015년 195개 국가가 파리협정에서 정한 목표가 지구온난화 1.5℃ 이내 억제였던 것도 같은 이유였다. 지구온난화라고 하면 많은 사람이 비슷한 장면을 머리에 떠올린다. 북극 해빙이 녹고 기후변화의 예측과 제어가 불가능해지면서 해수면이 상승하고 해안 도시가 침수되는 장면이다. 하지만 지구온난화가 불러올 결과 중에서 정작 가장 많은 사람에게 영향을 미칠 일은 식량 부족이다. 자국에서 생산되는 식품만을 먹고 사는 나라는 없다. 기후변화로 인한 식량 수급 불안정성이 가져올 파괴적 영향은 가늠하기 어려울 정도이다. 세계 16개국의 과학자들이 모여서 만든 비영리재단 EAT에서 의학 학술지 《랜싯Lancet》과 함께 내놓은 「EAT-랜싯 보고서」에서는 "식품은 우리가 건강한 삶을 영위하면서 지구 환경을 지속 가능하도록 하는 데 가장 중요한 수단"이라고 지적한다.[167]

하지만 현재의 식품 생산과 소비는 인간과 지구 환경의 지속 가능성을 크게 위협하고 있다. 식품에서의 지속 가능성을 위해서는 식품 생산과 소비 양쪽에서 변화가 필요하다. 먹는 양을 줄여야 할 뿐만 아니라 식단 구성도 바꿔야 한다. 「EAT-랜싯 보고서」에서 제안하는 지구의 건강을 위한 식단은 식물성 식품 소비를 늘리고 동물성 단백질 소비를 줄이는 것을 큰 틀로 한다. 단백질 공급원으로는 하루 콩·견과류를 125g, 가금류 29g, 생선 28g, 달걀 13g, 소·양·돼지는 합해서 14g을 제시하는데, 이는 고기를 많이 먹는 미국 같은 나라의 경우 하루 소고기 섭취량을 지금의 5분의 1 이하로 줄여야 한다는 의미이다. 그것도 양고기, 돼지고기를 안 먹는 것으로 가정했을 때 이야기이다. 양고기, 돼지고기까지 감안하면 육류 섭취량을 지금의 6분의 1까지 줄여야 한다. 2018년 기준 1인당 연간 소고기 소비량이 12.7kg인 한국인의 경우에도 소고기 섭취량을 지금의 절반 이하로 줄여야 한다는 계산이 나온다. 쉽게 말해 손바닥보다 조금 작은 스테이크를 일주일에 한 번만 먹는 정도로 줄여야 한다.

왜 이렇게까지 고기를 덜 먹어야 한다는 걸까? 그야 당연히 현대인이 고기를 지나치게 많이 먹고 있기 때문이다. 지난 50년 동안 세계적으로 육류 소비는 거의 2배로 늘었다. 1961년 23kg이었던 1인당 육류 소비량이 2014년에는 43kg이 되었다. 세계 인구가 2배가 되었는데도 1인당 육류 소비량이 2배 가까이 증가했다는 건 육류 생산량이 4배 이상 증가했다는 의미이다. 이렇게 소비되는 육류 대부분은 소고기, 돼지고기, 닭고기이다. 그중에서도 지속 가능성 면에서 최악으로 꼽히는 것은 소고기이다. 소는 사료요구율feed conversion ratio이 매우 높다. 닭고기 1kg을 얻기 위해 사료 4.5kg, 돼지고기 1kg에는 사료 9.1kg, 소고기 1kg에는 사료 25kg이 필요하다.[168] 온실효과 면에서도 소고기는 최악이다. 소고기가 생산 과정에서 발생시키는 단위 무게당 온실가스의 양은 닭고기와 돼지고기가 발생시키는 양의 약 5배에 달한다. 잘 알려진 것처럼 소는 엄청난 양의 메탄가스를 내뿜는다. 인위적으로 만들어지는 온실가스의 9.4%가 소 사육으로 인해 발생한다.[169]

그러니 소고기보다는 돼지고기, 돼지고기보다는 닭고기를 먹는 게 지속 가능성 면에서 더 낫다. 미래 식량으로 곤충을 주목하는 것도 곤충의 사료요구율이 낮기 때문이다. 식용 귀뚜라미로 1kg의 단백질을 얻는 데 필요한 사료는 2.1kg에 불과하다. 게다가 곤충은 포유동물보다 더 빠르게 성장하고 공간도 적게 차지한다. 식물성 대체육이나 배양육을 만들고 해산물 양식을 늘리는 것도 도움이 될 수 있다. 물론 이런 해결책 중 어느 것도 완전무결하지는 않다. 배양육은 아직 생산 비용이 많이 든다. 식물성 대체육이나 해산물 양식이 환경에 미치는 영향은 물론 소고기보다는 덜하겠지만 그래도 환경에 악영향을 끼칠 수 있다. 하지만 연어 양식장을 육지로 옮기거나 새우와 가리비, 해조류를 함께 양식하는 방식 등을 시도하면서 그런 부정적 영향을 줄여나가고 있다.

'지구를 위한다는 착각'의 착각

고기를 적게 먹자는 「EAT-랜싯 보고서」의 메시지에 모두가 찬성하는 것은 아니다. 저널리스트 마이클 셸런버거Michael Shellenberger는 자신의 책 『지구를 위한다는 착각Apocalypse Never』에서 적극적으로 반론을 편다.[170] 고기를 먹으면서 환경을 지킬 수 있다는 것이다. 고기를 적게 먹어도 환경에 미치는 유익이 미미하다는 주장이다. 이렇게 되는 이유 한 가지는 리바운드 효과rebound effect 때문이다. 채식은 육류를 포함하는 식단보다 저렴하다. 하지만 그렇게 절약한 식비로 다른 소비재에 돈을 더 많이 쓰게 된다. 결국 순 에너지 사용량 감소는 0.07%, 순 온실가스 배출량 감소는 2%에 불과하게 된다.[171] 2015년 스웨덴에서 실시된 연구에 의하면 리바운드 효과는 저소득층에서 더 크게 나타난다. 절약한 돈으로 환경에 영향이 큰 소비재를 사기 때문이다. 이런 리바운드 효과를 줄이려면 그냥 식단 변화만 강조할 게 아니라 전체 소비 패턴에 초점을 맞춰야 한다는 게 연구자들의 주장이다.

셸런버거는 그 밖에도 생각해 볼 만한 반론을 여러 가지 제기하고 있다. 가령 그는 방목형 축산보다 공장식 축산이 환경에 더 나을 수 있다고 주장한다. 땅을 덜 차지하기 때문이다. 셸런버거는 미국, 인도, 브라질 등지에서 목초지 면적이 줄어들고 있음을 지적하며, 그렇게 되는 이유 하나로 사람들이 소고기 대신 닭고기를 더 많이 먹는다는 사실을 든다. 닭은 소, 돼지보다 사육 효율성이 높다.

일리 있는 주장이다. 1961년부터 2019년까지 전 세계 가금육 생산량은 900만 t에서 1억 3,200만 t으로 14.7배 증가했다. 같은 기간 달걀 생산량은 1,500만 t에서 9,000만 t으로 늘어났다.

하지만 전체적으로 봤을 때 미국인의 식단이 전보다 환경친화적이라고 보기에는 무리가 따른다. 2018년 미국인 1인당 고기를 약 100kg씩 먹었다. 세계 평균보다 2배 이상 많은 양이다. 소고기 섭취가 조금 줄어들었지만 닭고기 섭취가 더 크게 늘어났으니 당연한 결과이다. 공장식 축산이 방목형보다 낫다는 셀런버거의 주장도 지나치게 단순한 계산이다. 방목형 축산이 공장식 축산보다 소고기 1kg당 14배에서 19배의 땅을 더 필요로 하는 건 사실이다. 평생 목초를 뜯으며 자라는 소가 생후 9개월부터 곡물을 먹고 자라는 사육장 소보다 더 천천히 살이 찌고 오래 사니까 메탄가스를 더 많이 배출하는 것도 맞는 말이다. 그러나 방목된 소는 풀을 뜯으러 돌아다니면서 여기저기 풀의 씨를 뿌려준다. 소가 풀을 먹고 배출하는 배설물은 풀을 번성시키는 비료가 된다. 이 과정에서 탄소를 흡수하여 탄소배출량을 줄여주니까 전체 온실가스 배출량은 크게 줄어들 수 있다. 뉴질랜드에서 풀을 먹고 자라는 소와 미국의 사육장에서 옥수수를 먹고 자라는 소가 지구 환경에 미치는 영향은 다르다는 이야기이다.[172,173]

그렇지만 셀런버거의 말 중에 귀담아들을 만한 이야기도 분명있다. 모든 사람이 채식주의자나 비건이 될 필요는 없다. 고기를 적게 먹는 게 쉬운 일도 아니다. 고기를 원래 먹지 않는 지역이라면 모를까 원래 고기를 먹는 지역에서 경제 성장은 곧 육류 소비 증가로 이어지기 마련이다. 다음 10년 동안 베트남, 인도네시아와 같은 아시아 국가에서 육류 소비가 크게 늘어날 것이라고 예상하는 것도 같은 이유에서이다.[174,175]

그런데 셸런버거는 여기에서 고지방 식단이 저지방 채식 기반 식단보다 건강에 낫다고 주장을 이어나간다. 고지방 식단이 저지방 채식 기반 식단보다 체중 감소, 심장질환 예방에 더 효과 있다고 주장하는 사람들이 있다. 미국의 저널리스트 게리 타우브스Gary Taubes가 대표적이다. 고지방 식단이 전에 생각했던 것만큼 해롭지 않아 보이는 건 사실이다. 하지만 지금은 내 건강만 찾는 식단을 고집할 수 있는 때가 아니다. 그러기에는 지구상의 인간의 수가 너무 많고, 식단이 환경에 미치는 영향이 너무 크다. 육류만으로 개인은 건강할 수 있을지 모른다. 저탄고지나 키토제닉 다이어트로도 체중을 감량할 수 있다. 하지만 지속 가능한 식단으로 보기는 어렵다. 특히 1년에 고기 100kg을 먹는 미국인은 반성할 필요가 있다. 북미에 사는 사람은 평균적으로, 「EAT-랜싯 보고서」의 '지구의 건강을 위한 식단'에서 제안하는 적색육 섭취량의 638%를 먹고 있다. 세계 평균으로 봐도 적색육 섭취량은 지구 건강 식단의 288%이다.

남아시아처럼 적색육 섭취가 부족한 일부 지역을 제외하면, 대부분의 지역에서는 육류와 전분질 채소 섭취량을 절반 이하로 줄이고 채소, 과일, 콩류, 통곡물, 견과류의 섭취를 늘리는 게 지구의 건강을 위해 더 나은 선택이다. 다행히 이렇게 먹는 게 건강에도 더 좋다. EAT-랜싯 위원회는 세계인 모두가 지구 건강 식단을 따르면 연간 조기사망이 19~24% 감소할 것으로 내다봤다. 매년 1,090만 명에서 1,160만 명의 때 이른 죽음을 피할 수 있다는 의미이다. 2019년 미국 미네소타대학교와 영국 옥스퍼드대학교에서 실시한 공동연구에서도 건강에 유익한 식품군이 환경에 영향도 덜한 것으로 나타났다.[176] 예외적으로 생선은 대체로 건강에는 유익한 식품으로 여겨지지만 환경에 미치는 영향은 중간 정도였고, 가당음료는 건강에 미치는 영향과 별개로 환경에 미치는 영향은 적었다. 식물을 중심으로 하고 약간의 육류를 더하는 식단이 지속 가능성 면에서 최선이라고 한다. 물론 세계인 모두가 똑같은 식단으로 먹어야 한다는 건 아니다. 세부적으로 식탁을 어떻게 채울 것인지는 지역별로 다를 수 있다. 하지만 고기를 적게 먹는 방향으로 가야 한다는 것은 분명하다. 지구인 모두가 고지방식으로 건강할 수 있다는 이야기는 지구에 사는 동안에는 하지 말자. 고기는 맛과 영양이 뛰어난 식품이지만 다른 사람과 지구를 위해 아껴 먹어야 한다.

적게 먹되 균형을 갖춰서

그렇다고 모두가 고기를 아예 안 먹어야 한다는 주장에도 동의하기 어렵다. 양극단을 피하며 균형을 유지하는 식단이 이상적이다.

잡식동물인 사람에게 알맞은 식사는 극단적 채식이나 육식이 아닌 채소와 곡물 중심의 식단에 약간의 동물성 식품을 더한 방식이다. 고기를 완전히 끊는 대신 적게 먹는 플렉시테리언flexitarian과 비슷한 식사법이다. 그러나 고기를 좋아하는 사람들에게도, 완전한 비건에게도 환영받지 못하는 식사법이기도 하다. 영국의 유명 푸드라이터 비 윌슨Bee Wilson은 자신의 책『식사에 대한 생각The Way We Eat Now』에서 경제와 음식 관련 글을 기고하는 저널리스트 비크람 닥터의 말을 통해 현재의 세태를 드러내 보인다.

> "비크람 닥터는 원래 케랄라 같은 인도의 해안 지역에는 채식도 아니고 그렇다고 완전히 고기 요리도 아닌, 그 사이 어디쯤에 위치한 맛있는 요리가 많았다고 했다. 주로 채소를 이용하지만 풍미와 단백질을 더하기 위해 해산물을 약간 넣는 식이었다. 하지만 비크람은 이런 요리 전통이 점차 자취를 감추는 것을 목격했다. 이런 음식들은 고기를 좋아하는 사람들에게도 비건에게도 사랑받지 못하기 때문이다."[177]

극단적이어야 인기를 얻는다. 음식만 그런 게 아니라 음식에 대한 글을 쓰는 작가도 그렇다. 책에서 따로 언급하진 않았지만 비 윌슨은 그런 극단주의자들에게 수모를 당한 적이 있다. 클린이팅Clean eating으로 일약 스타가 된 작가 매들린 쇼Madeleine Shaw와의 토론회에서, 클린이팅의 모순점을 지적받은 쇼가 눈물을 흘리며 팬들의 감정에 호소하는 바람에 윌슨에게 비난이 쏟아진 것이다. 글루텐 같은 특정 성분이나 가짓과 채소, 적색 육류 같은 특정 음식만 빼고 먹으면 건강이 돌아올 거라는 종교적 믿음에 빠진 사람에게 균형 잡힌 식단으로 충분히 건강을 유지할 수 있다는 상식적 논리는 먹히지 않는다. 우리가 사는 세상에서는 믿을 수 있고 지속 가능한 일상 음식이 우리가 온전히 알 수 없는 방식으로 해를 주고 있다는 주장이 대중의 시선을 더 강력하게 잡아끈다. 대중의 주의를 먹고 사는 미디어는 이런 상황을 악화시킨다. 시청률을 높이기 위해서, 비 윌슨처럼 과학에 근거하여 균형 잡힌 음식 이야기를 하는 작가보다 매들린 쇼처럼 극단적 주장을 펼치는 사람을 선호한다. 그러나 진실은 극단이 아니라 균형에 있다. 적게 먹되 영양 균형을 갖춰 먹으면 된다. 나머지는 운동의 몫이다.

식단만 바꾼다고 모든 문제가 해결되는 건 아니다. 다른 면에서도 주의를 기울여야 한다. BBC 보도에 따르면 전 세계 온실가스 배출량의 26%가 식품 생산에서 나오는데 이 중 24%가 음식물 쓰레기 때문이다. 식품을 생산하는 기업에서는 업사이클링으로 부산물을 최대한 활용해야 한다. 포장재를 어느 정도로 어떻게 사용하는 게 환경을 생각하면서도 식품 손실을 줄이는 것인가도 고민해야 한다. 소비자로서 우리는 적게 먹되 있는 건 다 먹어야 한다. 사과 껍질을 깎아내고 속살만 먹는 습관도 이제는 재고해 볼 때이다. 플라스틱 빨대를 종이 빨대로 바꿔 먹는 걸로 만족하면서 다른 쪽에서는 환경에 영향이 큰 소비를 늘리고 있는 건 아닌지 되돌아볼 필요도 있다. 리바운드 효과를 기억하자.

다른 동물은 야생에서 먹이를 찾아 헤매야 한다. 인간은 마트에서 카트를 끌며 먹을거리를 집어 담는다. 그럼에도 불구하고 인간 역시 지구 환경의 일부이며 다른 생물과 함께 살아가야 한다. 나의 건강을 지키기 위해서만 아니라 지구의 건강을 위해서도 적게 먹자. 그런 소식이야말로 지금 우리에게 필요한 일이다.

주

1. Alvise Cornaro, edited and translated by Hiroko Fudemoto, *"Writings on the Sober Life: The Art and Grace of Living Long"*, University of Toronto Press, 2014. Kindle edition.

2. Rolls BJ. Dietary energy density: Applying behavioural science to weight management. *Nutr Bull*. 2017;42(3):246-253.

3. 빌 기퍼드 저, 이병무 역, 『스프링 치킨』, 다반 2015.

4. 데이비드 A. 싱클레어, 매슈 D. 러플랜트 저, 이한음 역, 『노화의 종말』, 부키, 2020.

5. 조너선 실버타운 저, 노승영 역, 『늙는다는 것은 우주의 일』, 서해문집, 2016.

6. Is There a Secret to Longevity?. Mayo Clinic. Jan. 18, 2013., Accessed Jun. 12, 2023., https://youtu.be/Hqo9HeY2fhc

7. Zhao J, Stockwell T, Naimi T, Churchill S, Clay J, Sherk A. Association Between Daily Alcohol Intake and Risk of All-Cause Mortality: A Systematic Review and Meta-analyses. *JAMA Netw Open*. 2023;6(3):e236185.

8. Waziry, R., Ryan, C.P., Corcoran, D.L. *et al*. Effect of long-term caloric restriction on DNA methylation measures of biological aging in healthy adults from the CALERIE trial. *Nat Aging* 3. 2023;248-257

9. Moncrieff, J., Cooper, R.E., Stockmann, T. *et al*. The serotonin theory of depression: a systematic umbrella review of the evidence. *Mol Psychiatry*. 2022.

10. Parekh PK, Johnson SB, Liston C. Synaptic Mechanisms Regulating Mood State Transitions in Depression. *Annu Rev Neurosci*. 2022;45:581-601.

11. Emerging aging research. NIr Barzilai. TED. June. 16, 2022., Accessed Jun. 12, 2023., https://youtu.be/PbGA5-xG_6M

12. Robine JM, Cubaynes S. Worldwide demography of centenarians, *Mechanisms of Ageing and Development*. 2017;59-67

13. Saito Y, Ishii F, Robine JM. Centenarians and Supercentenarians in Japan. *Exceptional Lifespans*. 2020;125-145

14. Bucci L, Ostan R, Cevenini E, et al. Centenarians' offspring as a model of healthy aging: a reappraisal of the data on Italian subjects and a comprehensive overview. *Aging (Albany NY)*. 2016;8(3):510-519.

15. Vitale G, Pellegrino G, Vollery M, Hofland LJ. ROLE of IGF-1 System in the Modulation of Longevity: Controversies and New Insights From a Centenarians' Perspective. *Front Endocrinol (Lausanne)*. 2019;10:27.

16. Paolisso G, Gambardella A, Ammendola S, et al. Glucose tolerance and insulin action in healthy centenarians. *Am J Physiol*. 1996;270(5 Pt 1):E890-E894.

17. Lettieri-Barbato D, Giovannetti E, Aquilano K. Effects of dietary restriction on adipose mass and biomarkers of healthy aging in human. *Aging (Albany NY)*. 2016;8(12):3341-3355.

18. Belsky DW, Huffman KM, Pieper CF, Shalev I, Kraus WE. Change in the Rate of Biological Aging in Response to Caloric Restriction: CALERIE Biobank Analysis. *J Gerontol A Biol Sci Med Sci*. 2017;73(1):4-10.

19. Chao EC, Henry RR. SGLT2 inhibition--a novel strategy for diabetes treatment. *Nat Rev Drug Discov*. 2010;9(7):551-559.

20. van der Lans AA, Hoeks J, Brans B, *et al*. Cold acclimation recruits human brown fat and increases nonshivering thermogenesis. *J Clin Invest*. 2013;123(8):3395-3403.

21. Sheng Y, Xia F, Chen L, *et al*. Differential Responses of White Adipose Tissue and Brown Adipose Tissue to Calorie Restriction During Aging. *J Gerontol A Biol Sci Med Sci*. 2021;76(3):393-399.

22. Xu L, Nagata N, Nagashimada M, *et al*. SGLT2 Inhibition by Empagliflozin Promotes Fat Utilization and Browning and Attenuates Inflammation and Insulin Resistance by Polarizing M2 Macrophages in Diet-induced Obese Mice. *EBioMedicine*. 2017;20:137-149.

23. Cardoso R, Graffunder FP, Ternes CMP, *et al*. SGLT2 inhibitors decrease cardiovascular death and heart failure hospitalizations in patients with heart failure: A systematic review and meta-analysis. *EClinicalMedicine*. 2021;36:100933.

24. Guh JY, Chuang TD, Chen HC, *et al*. Beta-hydroxybutyrate-induced growth inhibition and collagen production in HK-2 cells are dependent on TGF-beta and Smad3. *Kidney Int*. 2003;64(6):2041-2051.

25. Milton Packer; SGLT2 Inhibitors Produce Cardiorenal Benefits by Promoting Adaptive Cellular Reprogramming to Induce a State of Fasting Mimicry: A Paradigm Shift in Understanding Their Mechanism of Action. *Diabetes Care* 1 March 2020; 43 (3): 508-511.

26. Brown E, Wilding JPH, Barber TM, Alam U, Cuthbertson DJ. Weight loss variability with SGLT2 inhibitors and GLP-1 receptor agonists in type 2 diabetes mellitus and obesity: Mechanistic possibilities. *Obes Rev*. 2019;20(6):816-828.

27. Ferrannini G, Hach T, Crowe S, Sanghvi A, Hall KD, Ferrannini E. Energy Balance After Sodium-Glucose Cotransporter 2 Inhibition. *Diabetes Care*. 2015;38(9):1730-1735.

28. Sargeant JA, King JA, Yates T, *et al*. The effects of empagliflozin, dietary energy restriction, or both on appetite-regulatory gut peptides in individuals with type 2 diabetes and overweight or obesity: The SEESAW randomized, double-blind, placebo-controlled trial. *Diabetes Obes Metab*. 2022;24(8):1509-1521.

29. The EMPA-KIDNEY Collaborative Group, Herrington WG, Staplin N, *et al*. Empagliflozin in Patients with Chronic Kidney Disease. *N Engl J Med*. 2023;388(2):117-127.

30. Oliveira BF, Chang CR, Oetsch K, et al. Impact of a low-carbohydrate versus low-fat breakfast on blood glucose control in type 2 diabetes: a randomized trial. *Am J Clin Nutr.* 2023;S0002-9165(23)48890-9.

31. https://time.com/3706701/cure-for-aging/

32. Harrison, D., Strong, R., Sharp, Z. *et al.* Rapamycin fed late in life extends lifespan in genetically heterogeneous mice. *Nature* 460, 392-395 (2009).

33. Bitto A, Ito TK, Pineda VV, *et al.* Transient rapamycin treatment can increase lifespan and healthspan in middle-aged mice. *Elife.* 2016;5:e16351.

34. Castillo-Quan JI, Tain LS, Kinghorn KJ, *et al.* A triple drug combination targeting components of the nutrient-sensing network maximizes longevity. *Proc Natl Acad Sci USA.* 2019;116(42):20817-20819.

35. Juricic, P., Lu, YX., Leech, T. *et al.* Long-lasting geroprotection from brief rapamycin treatment in early adulthood by persistently increased intestinal autophagy. *Nat Aging* 2, 824-836 (2022).

36. Bailey, C.J. Metformin: historical overview. *Diabetologia* 60, 1566-1576 (2017).

37. Bannister CA, Holden SE, Jenkins-Jones S, *et al.* Can people with type 2 diabetes live longer than those without? A comparison of mortality in people I nitiated with metformin or sulphonylurea monotherapy and matched, non-diabetic controls. *Diabetes Obes Metab.* 2014;16(11):1165-1173.

38. Campbell JM, Bellman SM, Stephenson MD, Lisy K. Metformin reduces all-cause mortality and diseases of ageing independent of its effect on diabetes control: A systematic review and meta-analysis. *Ageing Res Rev.* 2017;40:31-44.

39. Minamii T, Nogami M, Ogawa W. Mechanisms of metformin action: In and out of the gut. *J Diabetes Investig.* 2018 Jul;9(4):701-703.

40. Song R. Mechanism of Metformin: A Tale of Two Sites. *Diabetes Care.* 2016;39(2):187-189.

41. Kasznicki J, Sliwinska A, Drzewoski J. Metformin in cancer prevention and therapy. *Ann Transl Med.* 2014;2(6):57.

42. Saraei P, Asadi I, Kakar MA, Moradi-Kor N. The beneficial effects of metformin on cancer prevention and therapy: a comprehensive review of recent advances. *Cancer Manag Res.* 2019;11:3295-3313.

43. Parish AJ, Swindell WR. Metformin has heterogeneous effects on model organism lifespans and is beneficial when started at an early age in Caenorhabditis elegans: A systematic review and meta-analysis. *Aging Cell.* 2022;21(12):e13733.

44. Megan Molteni. As billionaires race to fund anti-aging projects, a much-discussed trial goes overlooked. *STAT.* Aug. 9, 2022. Accessed Jun. 12, 2023. https://www.statnews.com/2022/08/09/anti-aging-projects-funding-much-discussed-trial-overlooked/

45. Pelletier AL, Butler AM, Gillies RA, May JR. Metformin stinks, literally. *Ann Intern Med.*

2010;152(4):267-268.

46. Konopka AR, Laurin JL, Schoenberg HM, *et al.* Metformin inhibits mitochondrial adaptations to aerobic exercise training in older adults. *Aging Cell.* 2019;18(1):e12880.

47. DAVID SINCLAIR "Metformin & Exercise". Reverse Aging Revolution. Nov. 9, 2021. Accessed Jun. 12, 2023. https://www.youtube.com/watch?v=jCLG2HbnrAo

48. Salber PR, Bestermann W, Schwartz S, *et al.* Loss of confidence in diabetes management. *Manag Care.* 2008;17(10):38-46.

49. Matthew Thomas Keys *and others*, Reassessing the evidence of a survival advantage in Type 2 diabetes treated with metformin compared with controls without diabetes: a retrospective cohort study, *International Journal of Epidemiology*, Volume 51, Issue 6, December 2022, Pages 1886-1898.

50. Amy Harmon, Dogs Test Drug Aimed at Humans' Biggest Killer: Age. *The New york Times.* May. 16, 2016. Accessed Jun. 12, 2023. https://www.nytimes.com/2016/05/17/us/aging-research-disease-dogs.html

51. Jia Tolentino, Will the Ozempic Era Change How We Think About Being Fat and Being Thin?. *The New Yorker.* Mar. 20, 2023. Accessed Jun. 12, 2023. https://www.newyorker.com/magazine/2023/03/27/will-the-ozempic-era-change-how-we-think-about-being-fat-and-being-thin

52. 〈그것이 알고 싶다〉 1281회, SBS, 2021.10.23.

53. Jesse Hicks, Fast Times: The Life, Death, and Rebirth of Amphetamine. *Science History Institute.* April. 15, 2012. Accessed Jun. 12, 2023. https://www.sciencehistory.org/distillations/fast-times-the-life-death-and-rebirth-of-amphetamine

54. Rasmussen N. America's first amphetamine epidemic 1929-1971: a quantitative and qualitative retrospective with implications for the present. *Am J Public Health.* 2008;98(6):974-985.

55. Eric Blakemore, A Speedy History of America's Addiction to Amphetamine. *Smithshonian Magazine.* Oct. 27, 2017. Accessed Jun. 12, 2023. https://www.smithsonianmag.com/history/speedy-history-americas-addiction-amphetamine-180966989/

56. Susanna McBee, The end of the rainbow may be tragic — scandal of the diet pills, *LIFE*, Jan. 26, 1968.

57. Wilding JPH, Batterham RL, Calanna S, *et al.* Once-Weekly Semaglutide in Adults with Overweight or Obesity. *N Engl J Med.* 2021;384(11):989-1002.

58. Jastreboff AM, Aronne LJ, Ahmad NN, Wharton S, Connery L, Alves B, Kiyosue A, Zhang S, Liu B, Bunck MC, Stefanski A; SURMOUNT-1 Investigators. Tirzepatide Once Weekly for the Treatment of Obesity. *N Engl J Med.* 2022 Jul 21;387(3):205-216.

59. Rehfeld JF. The Origin and Understanding of the Incretin Concept. *Front Endocrinol (Lausanne).* 2018;9:387.

60. Jastreboff AM, Kaplan LM, Frias JP, et al. Triple-Hormone-Receptor Agonist Retatrutide

for Obesity — A Phase 2 Trial List of authors. *The New England Journal of Medicine*. Published online June 26, 2023.

61. Bjerre Knudsen L, Madsen LW, Andersen S, *et al*. Glucagon-like Peptide-1 receptor agonists activate rodent thyroid C-cells causing calcitonin release and C-cell proliferation [published correction appears in Endocrinology. 2012 Feb;153(2):1000. Moerch, Ulrik [added]]. *Endocrinology*. 2010;151(4):1473-1486.

62. Zhao X, Wang M, Wen Z, *et al*. GLP-1 Receptor Agonists: Beyond Their Pancreatic Effects. *Front Endocrinol (Lausanne)*. 2021;12:721135.

63. Amy Synnott, Those Weight Loss Drugs May Do a Number on Your Face. *The New York Times*. Jan. 24, 2023. Accessed Jun. 12, 2023. https://www.nytimes.com/2023/01/24/style/ozempic-weight-loss-drugs-aging.html?smid=url-share

64. NHS weight-loss drug, *BBC*, Mar. 8, 2023. https://www.bbc.co.uk/programmes/m001jsly

65. Weight loss drug semaglutide approved for NHS use, *BBC*, Mar. 8, 2023. https://www.bbc.com/news/health-64874243

66. NICE recommended weight-loss drug to be made available in specialist NHS services. *NICE*. Mar. 8, 2023. Accessed Jun. 12, 2023. https://www.nice.org.uk/news/article/nice-recommended-weight-loss-drug-to-be-made-available-in-specialist-nhs-services

67. McLean BA, Wong CK, Kaur KD, Seeley RJ, Drucker DJ. Differential importance of endothelial and hematopoietic cell GLP-1Rs for cardiometabolic versus hepatic actions of semaglutide. *JCI Insight*. 2021;6(22):e153732.

68. Levi, J, Wang, J, Venter, F, Hill, A. Estimated minimum prices and lowest available national prices for antiobesity medications: Improving affordability and access to treatment. *Obesity (Silver Spring)*. 2023; 31(5): 1270- 1279.

69. https://www.wsj.com/articles/ozempic-side-effects-weird-dreams-9ccdb749

70. Klausen MK, Jensen ME, Møller M, *et al*. Exenatide once weekly for alcohol use disorder investigated in a randomized, placebo-controlled clinical trial. *JCI Insight*. 2022;7(19):e159863.

71. Thurber C, Dugas LR, Ocobock C, Carlson B, Speakman JR, Pontzer H. Extreme events reveal an alimentary limit on sustained maximal human energy expenditure. *Sci Adv*. 2019 Jun 5;5(6)

72. Report: seven out of eight PDM riders doped at 1988 Tour de France. *Cycling News*. Jan. 24, 2013. Accessed Jun. 12, 2023. https://www.cyclingnews.com/news/report-seven-out-of-eight-pdm-riders-doped-at-1988-tour-de-france/

73. Anekwe TD, Kumar S. The effect of a vaccination program on child anthropometry: evidence from India's Universal Immunization Program. *J Public Health (Oxf)*. 2012 Dec;34(4):489-97.

74. James Fair, Apex predators in the wild: which mammals are the most dangerous?. *BBC*

Wildlife Magazine. Nov. 24, 2021. Accessed Jun. 12, 2023. https://www.discoverwildlife.com/animal-facts/mammals/hunting-success-rates-how-predators-compare/

75. John Poole. Why Grandmothers May Hold The Key To Human Evolution. *NPR*. Jun. 7, 2018. Accessed Jun. 12, 2023. https://www.npr.org/sections/goatsandsoda/2018/06/07/617097908/why-grandmothers-may-hold-the-key-to-human-evolution

76. de Cabo R, Mattson MP. Effects of Intermittent Fasting on Health, Aging, and Disease. *N Engl J Med*. 2019 Dec 26;381(26):2541-2551.

77. Hangry and ransomware added to Oxford English Dictionary. *BBC*. Jan. 30, 2018. Accessed Jun. 12, 2023. https://www.bbc.com/news/uk-42870791

78. Anton SD, Moehl K, Donahoo WT, *et al*. Flipping the Metabolic Switch: Understanding and Applying the Health Benefits of Fasting. *Obesity (Silver Spring)*. 2018;26(2):254-268.

79. Fitzgerald KC, Vizthum D, Henry-Barron B, Schweitzer A, Cassard SD, Kossoff E, Hartman AL, Kapogiannis D, Sullivan P, Baer DJ, Mattson MP, Appel LJ, Mowry EM. Effect of intermittent vs. daily calorie restriction on changes in weight and patient-reported outcomes in people with multiple sclerosis. *Mult Scler Relat Disord*. 2018 Jul;23:33-39.

80. Johnson JB, Summer W, Cutler RG, *et al*. Alternate day calorie restriction improves clinical findings and reduces markers of oxidative stress and inflammation in overweight adults with moderate asthma [published correction appears in Free Radic Biol Med. 2007 Nov 1;43(9):1348.

81. Han K, Nguyen A, Traba J, *et al*. A Pilot Study To Investigate the Immune-Modulatory Effects of Fasting in Steroid-Naive Mild Asthmatics. *J Immunol*. 2018;201(5):1382-1388.

82. Marinac CR, Nelson SH, Breen CI, Hartman SJ, Natarajan L, Pierce JP, Flatt SW, Sears DD, Patterson RE. Prolonged Nightly Fasting and Breast Cancer Prognosis. *JAMA Oncol*. 2016 Aug 1;2(8):1049-55.

83. Johnson JB, Laub DR, John S. The effect on health of alternate day calorie restriction: eating less and more than needed on alternate days prolongs life. *Med Hypotheses*. 2006;67(2):209-11.

84. Vasim I, Majeed CN, DeBoer MD. Intermittent Fasting and Metabolic Health. *Nutrients*. 2022 Jan 31;14(3):631.

85. SMITH, H. E., Griffin, B., Fischer, V., Frank, M. B., Goetz, S. K., & Myrick, L. D. (Eds.). (2010). *Autobiography of Mark Twain*, Volume 1: The Complete and Authoritative Edition (1st ed.). University of California Press.

86. Seimon RV, Roekenes JA, Zibellini J, Zhu B, Gibson AA, Hills AP, Wood RE, King NA, Byrne NM, Sainsbury A. Do intermittent diets provide physiological benefits over continuous diets for weight loss? A systematic review of clinical trials. *Mol Cell Endocrinol*. 2015

Dec 15;418 Pt 2:153-72.

87. Ma X, Chen Q, Pu Y, Guo M, Jiang Z, Huang W, Long Y, Xu Y. Skipping breakfast is associated with overweight and obesity: A systematic review and meta-analysis. *Obes Res Clin Pract*. 2020 Jan-Feb;14(1):1-8.

88. Ofori-Asenso R, Owen AJ, Liew D. Skipping Breakfast and the Risk of Cardiovascular Disease and Death: A Systematic Review of Prospective Cohort Studies in Primary Prevention Settings. *J Cardiovasc Dev Dis*. 2019 Aug 22;6(3):30.

88. Ballon A, Neuenschwander M, Schlesinger S. Breakfast Skipping Is Associated with Increased Risk of Type 2 Diabetes among Adults: A Systematic Review and Meta-Analysis of Prospective Cohort Studies. *J Nutr*. 2019 Jan 1;149(1):106-113.

90. Adolphus K, Lawton CL, Dye L. The effects of breakfast on behavior and academic performance in children and adolescents. *Front Hum Neurosci*. 2013 Aug 8;7:425.

91. Brown AW, Bohan Brown MM, Allison DB. Belief beyond the evidence: using the proposed effect of breakfast on obesity to show 2 practices that distort scientific evidence. *Am J Clin Nutr*. 2013 Nov;98(5):1298-308.

92. McCrory MA. Meal skipping and variables related to energy balance in adults: a brief review, with emphasis on the breakfast meal. Physiol Behav. 2014 Jul;134:51-4.

93. Sievert K, Hussain SM, Page MJ, Wang Y, Hughes HJ, Malek M, Cicuttini FM. Effect of breakfast on weight and energy intake: systematic review and meta-analysis of randomised controlled trials. *BMJ*. 2019 Jan 30;364:l42.

94. Hoyland A, Dye L, Lawton CL. A systematic review of the effect of breakfast on the cognitive performance of children and adolescents. *Nutr Res Rev*. 2009 Dec;22(2):220-43.

95. Geliebter A, Astbury NM, Aviram-Friedman R, Yahav E, Hashim S. Skipping breakfast leads to weight loss but also elevated cholesterol compared with consuming daily breakfasts of oat porridge or frosted cornflakes in overweight individuals: a randomised controlled trial. *J Nutr Sci*. 2014 Nov 13;3:e56.

96. Madjd A, Taylor MA, Delavari A, Malekzadeh R, Macdonald IA, Farshchi HR. Beneficial effect of high energy intake at lunch rather than dinner on weight loss in healthy obese women in a weight-loss program: a randomized clinical trial. *Am J Clin Nutr*. 2016 Oct;104(4):982-989.

97. Schubert MM, Irwin C, Seay RF, Clarke HE, Allegro D, Desbrow B. Caffeine, coffee, and appetite control: a review. *Int J Food Sci Nutr*. 2017 Dec;68(8):901-912.

98. Acosta A, Camilleri M, Abu Dayyeh B, Calderon G, Gonzalez D, McRae A, Rossini W, Singh S, Burton D, Clark MM. Selection of Antiobesity Medications Based on Phenotypes Enhances Weight Loss: A Pragmatic Trial in an Obesity Clinic. *Obesity (Silver Spring)*. 2021 Apr;29(4):662-671.

99. Trepanowski JF, Kroeger CM, Barnosky A, Klempel MC, Bhutani S, Hoddy KK, Gabel K, Freels S, Rigdon J, Rood J, Ravussin E, Varady KA. Effect of Alternate-Day Fasting on

Weight Loss, Weight Maintenance, and Cardioprotection Among Metabolically Healthy Obese Adults: A Randomized Clinical Trial. *JAMA Intern Med.* 2017 Jul 1;177(7):930–938.

100. Lowe DA, Wu N, Rohdin-Bibby L, Moore AH, Kelly N, Liu YE, Philip E, Vittinghoff E, Heymsfield SB, Olgin JE, Shepherd JA, Weiss EJ. Effects of Time-Restricted Eating on Weight Loss and Other Metabolic Parameters in Women and Men With Overweight and Obesity: The TREAT Randomized Clinical Trial. *JAMA Intern Med.* 2020 Nov 1;180(11):1491–1499.

101. Anahad O'Connor, A Potential Downside of Intermittent Fasting, *The New York Times*, Sep, 28, 2020. Accessed Jun. 12, 2023. https://www.nytimes.com/2020/09/28/well/eat/a-potential-downside-of-intermittent-fasting.html

102. Valenzuela PL, Castillo-García A, Lucia A. Calorie Restriction with or without Time-Restricted Eating in Weight Loss. *N Engl J Med.* 2022 Jul 21;387(3):280–281.

103. Meule A. The Psychology of Food Cravings: the Role of Food Deprivation. *Curr Nutr Rep.* 2020 Sep;9(3):251–257.

104. Leung AKC, Hon KL. Pica: A Common Condition that is Commonly Missed – An Update Review. *Curr Pediatr Rev.* 2019;15(3):164–169.

105. Simpson SJ, Raubenheimer D. Obesity: the protein leverage hypothesis. *Obes Rev.* 2005 May;6(2):133–42.

106. 〈단백질은 없고 탄수화물 덩어리…'고단백 식품'의 배신〉, 《아시아경제》, 2023.01.06.

107. Kalantar-Zadeh K, Kramer HM, Fouque D. High-protein diet is bad for kidney health: unleashing the taboo. *Nephrol Dial Transplant.* 2020 Jan 1;35(1):1–4.

108. Zeraatkar D, Han MA, Guyatt GH, *et al.* Red and Processed Meat Consumption and Risk for All-Cause Mortality and Cardiometabolic Outcomes: A Systematic Review and Meta-analysis of Cohort Studies. *Ann Intern Med.* 2019;171(10):703–710.

109. Johnston BC, Zeraatkar D, Han MA, *et al.* Unprocessed Red Meat and Processed Meat Consumption: Dietary Guideline Recommendations From the Nutritional Recommendations (NutriRECS) Consortium. *Ann Intern Med.* 2019;171(10):756–764.

110. New "guidelines" say continue red meat consumption habits, but recommendations contradict evidence. *Harvard T.H. Chan School of Public Health.* Sep. 30, 2019. https://www.hsph.harvard.edu/nutritionsource/2019/09/30/flawed-guidelines-red-processed-meat/

111. Tara Narula, Experts question studies on the impact of eating more red meat. *CBS News.* Oct. 1, 2019. Accessed Jun. 12, 2023. https://www.cbsnews.com/news/read-meat-study-experts-question-studies-on-the-impact-of-eating-red-meat-more/

112. Gina Kolata. Eat Less Red Meat, Scientists Said. Now Some Believe That Was Bad Advice. *The New York Times.* Sep. 30, 2019. Accessed Jun. 12, 2023. https://www.nytimes.com/2019/09/30/health/red-meat-heart-cancer.html

113. Zheng P, Afshin A, Biryukov S, *et al.* The Burden of Proof studies: assessing the evidence of risk. *Nat Med.* 2022;28(10):2038-2044.

114. https://vizhub.healthdata.org/burden-of-proof/

115. 〈MZ 94% 영양제 복용, 가장 많이 섭취하는 영양제는?〉, 《한경비즈니스》, 2022.10.14.

116. Dietary Supplement Fact Sheets. NIH. Accessed Jun. 12, 2023. https://ods.od.nih.gov/factsheets/list-all/

117. Verster JC, van Rossum CJI, Scholey A. Unknown safety and efficacy of alcohol hangover treatments puts consumers at risk. *Addict Behav.* 2021;122:107029.

118. Herman Pontzer *et al.*, Daily energy expenditure through the human life course. Science 373,808-812(2021).

119. 매리언 네슬 저, 김정희 역, 『식품 정치』, 고려대학교 출판부, 2011.

120. Reay Tannahill. *Food in History.* Three Rivers Press. 1988.

121. 매리언 네슬 저, 김명주 역, 『무엇을 먹을 것인가』, 도서출판도도, 2014.

122. 〈매년 못 지켜도 1월1일이면 또 세우는 '새해 계획' 1위는?〉, 《한경라이프》, 2022.01.10.

123. Careau V *et al.*, Energy compensation and adiposity in humans. *Curr Biol.* 2021 Oct 25;31(20):4659-4666.e2.

124. 허먼 폰처 저, 김경영 역, 『운동의 역설』, 동녘사이언스, 2022.

125. Fontana L, Partridge L, Longo VD. Extending healthy life span--from yeast to humans. *Science.* 2010 Apr 16;328(5976):321-6.

126. Muzumdar R, Allison DB, Huffman DM, *et al.* Visceral adipose tissue modulates mammalian longevity. *Aging Cell.* 2008;7(3):438-440.

127. Huffman DM, Moellering DR, Grizzle WE, Stockard CR, Johnson MS, Nagy TR. Effect of exercise and calorie restriction on biomarkers of aging in mice. *Am J Physiol Regul Integr Comp Physiol.* 2008;294(5):R1618-R1627.

128. Ross JM, Coppotelli G, Branca RM, *et al.* Voluntary exercise normalizes the proteomic landscape in muscle and brain and improves the phenotype of progeroid mice. *Aging Cell.* 2019;18(6):e13029.

129. Powers SK, Deminice R, Ozdemir M, Yoshihara T, Bomkamp MP, Hyatt H. Exercise-induced oxidative stress: Friend or foe?. *J Sport Health Sci.* 2020;9(5):415-425.

130. Ranchordas MK, Rogerson D, Soltani H, Costello JT. Antioxidants for preventing and reducing muscle soreness after exercise. *Cochrane Database Syst Rev.* 2017;12(12):CD009789.

131. Paulsen G, Cumming KT, Holden G, *et al.* Vitamin C and E supplementation hampers cellular adaptation to endurance training in humans: a double-blind, randomised, controlled trial. *J Physiol.* 2014;592(8):1887-1901.

132. Gliemann L, Schmidt JF, Olesen J, *et al.* Resveratrol blunts the positive effects of exercise training on cardiovascular health in aged men. *J Physiol.* 2013;591(20):5047-5059.

133. Cerqueira É, Marinho DA, Neiva HP, Lourenço O. Inflammatory Effects of High and

Moderate Intensity Exercise-A Systematic Review. *Front Physiol.* 2020;10:1550.

134. Keil G, Cummings E, de Magalhães JP. Being cool: how body temperature influences ageing and longevity. *Biogerontology.* 2015;16(4):383-397.

135. Weiss EP, Villareal DT, Racette SB, *et al.* Caloric restriction but not exercise-induced reductions in fat mass decrease plasma triiodothyronine concentrations: a randomized controlled trial. *Rejuvenation Res.* 2008;11(3):605-609.

136. Fontana L, Klein S, Holloszy JO. Effects of long-term calorie restriction and endurance exercise on glucose tolerance, insulin action, and adipokine production. *Age (Dordr).* 2010;32(1):97-108.

137. Huffman DM. Exercise as a calorie restriction mimetic: implications for improving healthy aging and longevity. *Interdiscip Top Gerontol.* 2010;37:157-174.

138. Heilbronn LK, de Jonge L, Frisard MI, *et al.* Effect of 6-Month Calorie Restriction on Biomarkers of Longevity, Metabolic Adaptation, and Oxidative Stress in Overweight Individuals: A Randomized Controlled Trial. *JAMA.* 2006;295(13):1539-1548.

138. Ding D, Van Buskirk J, Nguyen B, *et al.* Physical activity, diet quality and all-cause cardiovascular disease and cancer mortality: a prospective study of 346 627 UK Biobank participants. *British Journal of Sports Medicine* 2022;56:1148-1156.

140. Gaesser GA, Angadi SS. Obesity treatment: Weight loss versus increasing fitness and physical activity for reducing health risks. *iScience.* 2021;24(10):102995.

141. Ogden, J., <The Psychology of eating. From healthy to disordered behavior>, *Wiley-Blackwell*, 2010.

142. Polivy, J. (1976). Perception of calories and regulation of intake in restrained and unrestrained subjects. *Addictive Behaviors*, 1(3), 237-243.

143. Flockhart M, Nilsson LC, Tais S, Ekblom B, Apró W, Larsen FJ. Excessive exercise training causes mitochondrial functional impairment and decreases glucose tolerance in healthy volunteers. *Cell Metab.* 2021;33(5):957-970.e6.

144. Petrick HL, King TJ, Pignanelli C, *et al.* Endurance and Sprint Training Improve Glycemia and V ̇O2peak but only Frequent Endurance Benefits Blood Pressure and Lipidemia. *Med Sci Sports Exerc.* 2021;53(6):1194-1205.

145. Stensvold D, Viken H, Steinshamn SL, *et al.* Effect of exercise training for five years on all cause mortality in older adults-the Generation 100 study: randomised controlled trial. *BMJ.* 2020;371:m3485.

146. Ellingsen Ø, Halle M, Conraads V, *et al.* High-Intensity Interval Training in Patients With Heart Failure With Reduced Ejection Fraction. *Circulation.* 2017;135(9):839-849.

147. Physical Activity Guidelines for Americans. HHS. Last Updated Aug. 25, 2021. Accessed Jun. 12, 2023. https://health.gov/our-work/nutrition-physical-activity/physical-activity-guidelines

148. Saint-Maurice PF, Troiano RP, Matthews CE, Kraus WE. Moderate-to-Vigorous

Physical Activity and All-Cause Mortality: Do Bouts Matter?. *J Am Heart Assoc*. 2018;7(6):e007678.

149. Buffey, A.J., Herring, M.P., Langley, C.K. *et al*. The Acute Effects of Interrupting Prolonged Sitting Time in Adults with Standing and Light-Intensity Walking on Biomarkers of Cardiometabolic Health in Adults: A Systematic Review and Meta-analysis. *Sports Med* 52, 1765–1787 (2022).

150. Stamatakis, E., Ahmadi, M.N., Gill, J.M.R. *et al*. Association of wearable device-measured vigorous intermittent lifestyle physical activity with mortality. *Nat Med* 28, 2521–2529 (2022).

151. Ferguson T, Olds T, Curtis R, *et al*. Effectiveness of wearable activity trackers to increase physical activity and improve health: a systematic review of systematic reviews and meta-analyses. *Lancet Digit Health*. 2022;4(8):e615-e626.

152. Oyibo K. The Relationship between Perceived Health Message Motivation and Social Cognitive Beliefs in Persuasive Health Communication. *Information*. 2021; 12(9):350.

153. Cerqueira É, Marinho DA, Neiva HP, Lourenço O. Inflammatory Effects of High and Moderate Intensity Exercise-A Systematic Review. *Front Physiol*. 2020;10:1550.

154. Brundtland, G.H. (1987) Our Common Future: Report of the World Commission on Environment and Development. Geneva, *UN-Dokument* A/42/427.

155. Dunne, J., Maschner, H., Betts, M. *et al*. The roles and impacts of human hunter-gatherers in North Pacific marine food webs. *Sci Rep* 6, 21179 (2016)

156. Crippa, M., Solazzo, E., Guizzardi, D. *et al*. Food systems are responsible for a third of global anthropogenic GHG emissions. *Nat Food* 2, 198–209 (2021).

157. Hannah Ritchie. Half of the world's habitable land is used for agriculture. Our World in Data. Nov. 11, 2019. Accessed Jun. 12, 2023. https://ourworldindata.org/global-land-for-agriculture

158. Gruere G, Shigemitsu M. Water: Key to Food Systems Sustainability. OECD. Mar. 22, 2021. Accessed Jun. 12, 2023. https://www.oecd.org/agriculture/water-food-systems-sustainability/

159. Bar-On YM, Phillips R, Milo R. The biomass distribution on Earth. *Proc Natl Acad Sci U S A*. 2018;115(25):6506-6511.

160. Williams, D.R., Clark, M., Buchanan, G.M. *et al*. Proactive conservation to prevent habitat losses to agricultural expansion. *Nat Sustain* 4, 314–322 (2021).

161. Cawthorn DM, Hoffman LC. The bushmeat and food security nexus: A global account of the contributions, conundrums and ethical collisions. *Food Res Int*. 2015;76:906-925.

162. 데이비드 콰먼 저, 강병철 역, 『인수공통 모든 전염병의 열쇠』, 꿈꿀자유, 2017.

163. Global warming could double food prices, experts warn. *CTV News*. Dec. 2, 2010. Accessed JUn. 12, 2023. https://www.ctvnews.ca/global-warming-could-double-food-prices-experts-warn-1.581687

164. Gardner, G.T., Inst., W.W., Halweil, B., & Peterson, J.A. *Underfed and Overfed: The Global Epidemic of Malnutrition*. Worldwatch Inst. 2000.

165. UN Report: Global hunger numbers rose to as many as 828 million in 2021. WHO. Jul. 6, 2022. Accessed Jun. 12, 2023. https://www.who.int/news/item/06-07-2022-un-report--global-hunger-numbers-rose-to-as-many-as-828-million-in-2021

166. Climate change widespread, rapid, and intensifying – IPCC. IPCC. Aug. 9, 2021. Accessed Jun. 12, 2023. https://www.ipcc.ch/2021/08/09/ar6-wg1-20210809-pr/

167. Willett W, Rockström J. The EAT-Lancet Commission Summary Report. EAT-Lancet Commission. Accessed Jun. 12, 2023. https://eatforum.org/eat-lancet-commission/eat-lancet-commission-summary-report/

168. van Huis A. Potential of insects as food and feed in assuring food security. *Annu Rev Entomol*. 2013;58:563-583.

169. Ripple, W., Smith, P., Haberl, H. *et al*. Ruminants, climate change and climate policy. *Nature Clim Change* 4, 2-5 (2014).

170. 마이클 셸런버거 저, 노정태 역, 『지구를 위한다는 착각』, 부키, 2021.

171. Grabs J. The rebound effects of switching to vegetarianism. A microeconomic analysis of Swedish consumption behavior. *Ecol Econ*. 2015;116:270-9.

172. Rowntree JE, Stanley PL, Maciel ICF, Thorbecke M, Rosenzweig ST, Hancock DW, Guzman A and Raven MR. Ecosystem Impacts and Productive Capacity of a Multi-Species Pastured Livestock System. Front. Sustain. *Food Syst*. 2020;4:544984.

172. Paige L. Stanley, Jason E. Rowntree, David K. Beede, Marcia S. DeLonge, Michael W. Hamm. Impacts of soil carbon sequestration on life cycle greenhouse gas emissions in Midwestern USA beef finishing systems. *Agricultural Systems* 2018;162:249-258

174. Lee T, Hansen J. Southeast Asia's Growing Meat Demand and Its Implications for Feedstuffs Imports. USDA Economic Research Service. Apr. 1, 2019. Accessed Jun. 12, 2023. https://www.ers.usda.gov/amber-waves/2019/april/southeast-asia-s-growing-meat-demand-and-its-implications-for-feedstuffs-imports/

175. Economic growth in Asia to fuel meat consumption. MLA. Jul. 30, 2020. Accessed Jun. 12, 2023. https://www.mla.com.au/prices-markets/market-news/2020/consumption-growth-in-asia-to-fuel-meat-consumption/

176. Clark MA, Springmann M, Hill J, Tilman D. Multiple health and environmental impacts of foods. *Proc Natl Acad Sci U S A*. 2019;116(46):23357-23362.

177. 비 윌슨 저, 김하현 역, 『식사에 대한 생각』, 어크로스, 2020.

누구나 알지만 아무도 모르는 소식의 과학

늙지 않고, 살찌지 않고, 병 걸리지 않는 식습관

© 정재훈, 2023. Printed in Seoul, Korea

초판 1쇄 펴낸날 2023년 7월 19일
초판 2쇄 펴낸날 2023년 8월 9일

지은이	정재훈
펴낸이	한성봉
편집	최창문·이종석·조연주·오시경·이동현·김선형·전유경
콘텐츠제작	안상준
디자인	권선우·최세정
마케팅	박신용·오주형·강은혜·박민지·이예지
경영지원	국지연·강지선·송인경
펴낸곳	도서출판 동아시아
등록	1998년 3월 5일 제1998-000243호
주소	서울시 중구 퇴계로 30길 15-8 [필동1가 26] 무석빌딩 2층
페이스북	www.facebook.com/dongasiabooks
전자우편	dongasiabook@naver.com
블로그	blog.naver.com/dongasiabook
인스타그램	www.instagram.com/dongasiabook
전화	02) 757-9724, 5
팩스	02) 757-9726
ISBN	978-89-6262-571-4 03510

※ 잘못된 책은 구입하신 서점에서 바꿔드립니다.

만든 사람들

책임편집	최창문
표지디자인	최세정
본문디자인	김경주
크로스교열	안상준